Jarisch

Spermidin – stark gegen Demenz

Thieme QUALITÄTS-GARANTIE

Liebe Leserin, lieber Leser,

wenn es um die eigene Gesundheit geht, darf man nichts dem Zufall überlassen. »Für eine bessere Medizin und mehr Gesundheit im Leben«: So lautet das Qualitätsversprechen der Marke Thieme. Ärztlich Tätige, Pflegekräfte, Physiotherapeuten oder Hebammen – sie alle verlassen sich darauf, dass sie von Thieme, dem führenden Anbieter von medizinischen Fachinformationen und Services, die entscheidenden Informationen zur richtigen Zeit am richtigen Ort bekommen. So können sie die Menschen, die sich ihnen anvertrauen, bestmöglich unterstützen. Auch Sie können sich auf die TRIAS Ratgeber mit dem Thieme Qualitätssiegel verlassen! Diese Informationsangebote helfen Ihnen dabei, die richtigen Entscheidungen zu treffen, wenn es um Ihre Gesundheit geht, selbst daran mitzuwirken, gesund zu werden, sich gesund zu erhalten oder das Fortschreiten einer Erkrankung zu vermeiden. Mit einem TRIAS Titel aus dem Hause Thieme überlassen Sie Ihre Gesundheit nicht dem Zufall!

Ihr TRIAS-Team

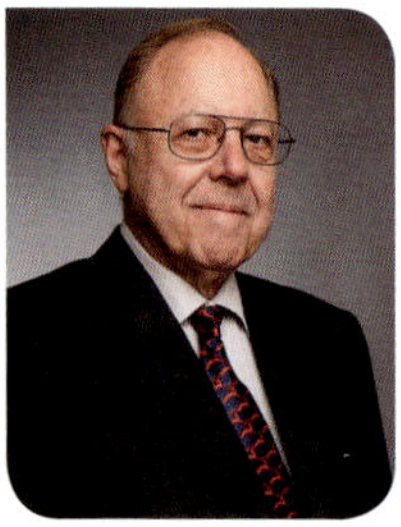

Universitäts-Professor Dr. med. Reinhart Jarisch ist Gründer und langjähriger Mitarbeiter des renommierten Floridsdorfer Allergiezentrums (FAZ) in Wien. Er gilt als einer der führenden Experten auf dem Gebiet der Histaminintoleranz. Angetrieben von seiner Leidenschaft für medizinische Themen und für neue Behandlungsansätze, weitete er seine Forschungstätigkeit auf Spermidin (ein biogenes Amin wie Histamin) und den Bereich der Alterungsvorgänge beim Menschen aus. Mit seiner Arbeitsgruppe hat er erste aufsehenerregende Ergebnisse erzielt. Er ist Inhaber mehrerer Patente im medizinischen Bereich und wurde vielfach für seine beruflichen Leistungen ausgezeichnet.

Mitautoren dieses Buches

Hofrat Dr. Walter Flak, em. Bundesamt für Weinbau, Eisenstadt; Assoz. Prof. Priv.-Doz. Mag. Dr. Florian Gruber, Forschungsabteilung für Biologie und Pathobiologie der Haut, Christian Doppler Labor für Multimodales Analytisches Imaging von Alterung und Seneszenz der Haut – SKINMAGINE, Universitätsklinik für Dermatologie, Medizinische Universität Wien; Univ.-Prof. Dr. Peter Heilig, em. Universitätsklinik für Augenheilkunde, Medizinische Universität Wien; Stephan Jarisch, BSc, MSc, Sportwissenschaften Wien; Christopher Kremslehner, MSc, Universitätsklinik für Dermatologie, Medizinische Universität Wien; Dr. Thomas Pekar, MA, Fachhochschule Wiener Neustadt; Angelika Pinter, MSc, Diätologin, Wien; Prof. Dr. Thomas Schwarz, Klinik für Dermatologie, Venerologie und Allergologie, Universitätsklinikum Schleswig-Holstein Campus Kiel; Univ.-Doz. Dr. Felix Wantke, Floridsdorfer Allergiezentrum Wien (FAZ); Aribert Wendzel, MSc, Gepflegt Wohnen Häuser, Steiermark

Univ. Prof. Reinhart Jarisch

Spermidin – stark gegen Demenz

Das Anti-Aging-Wunder aus der Natur: geistig fit bis ins hohe Alter

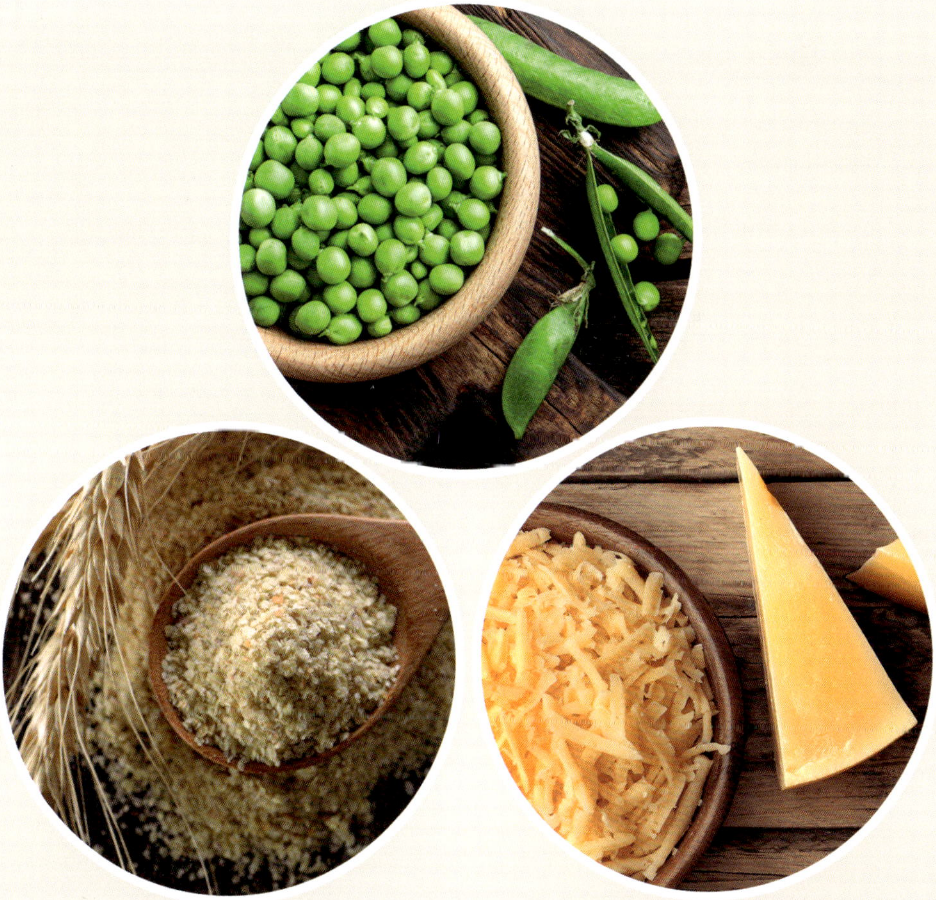

TRIAS

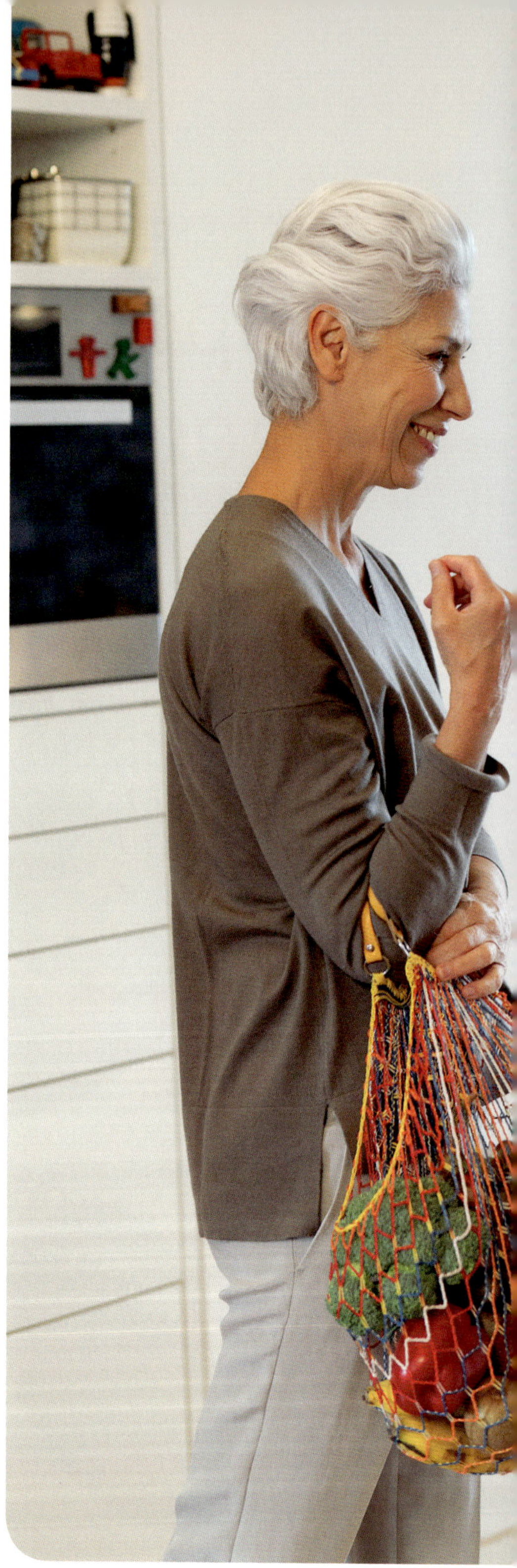

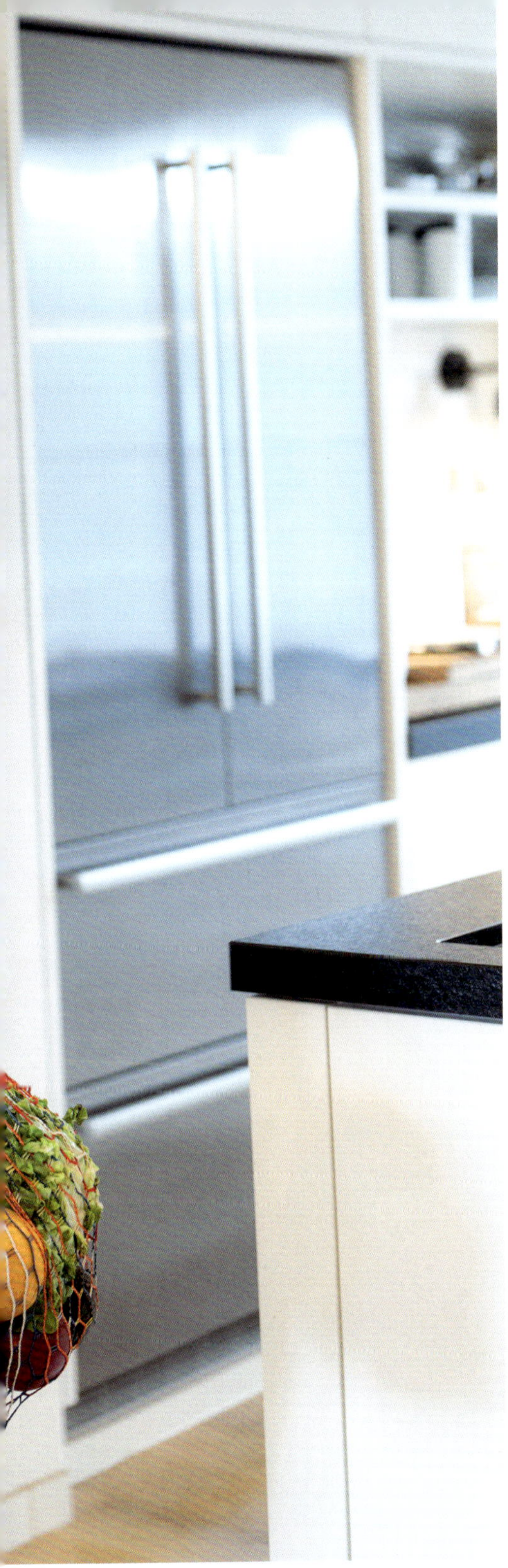

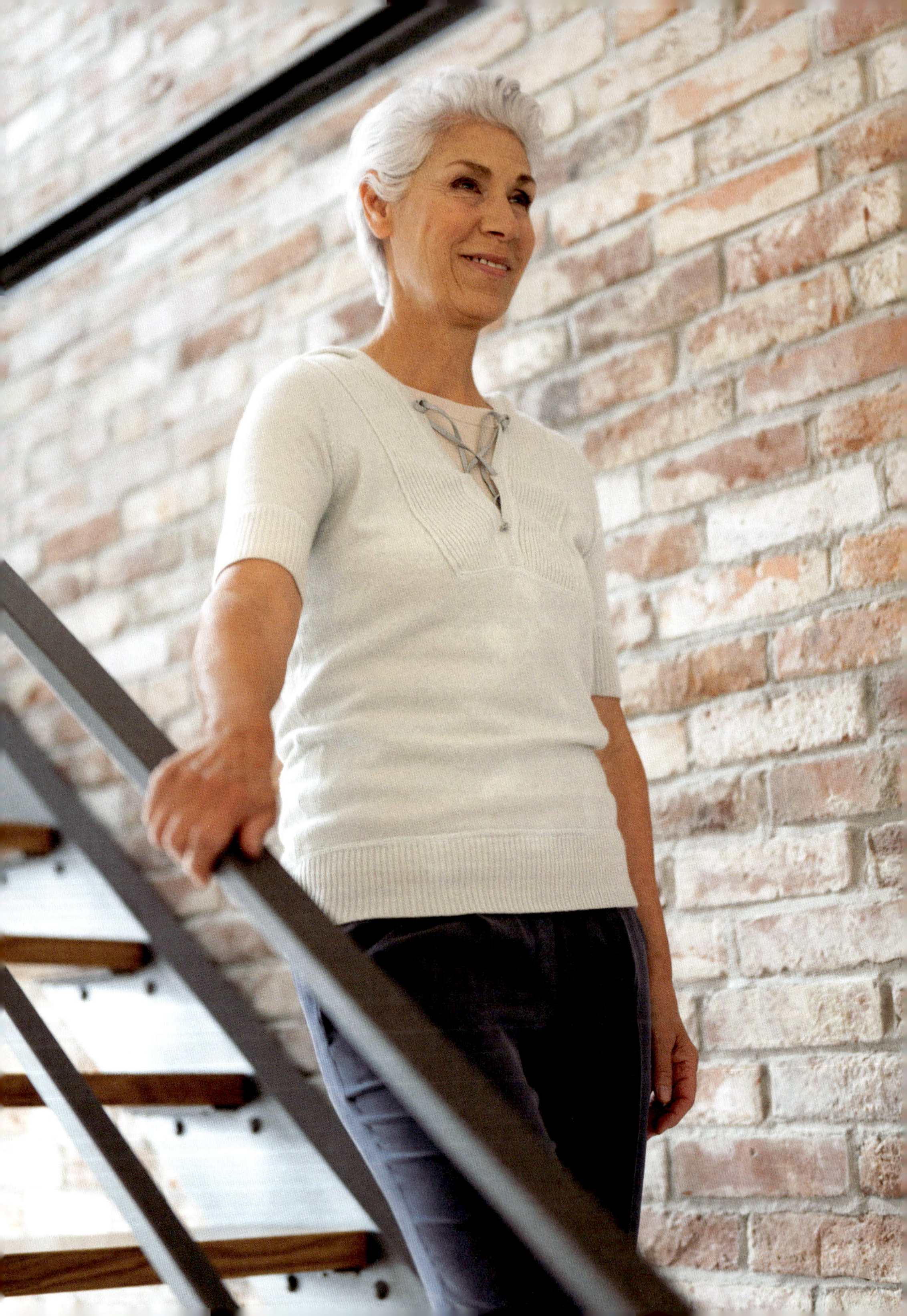

Geleitwort

Demenz ist ein Begriff, der mit großer Angst vor dem Älterwerden und dem Vergessen der eigenen Identität einhergeht. Das Risiko, an Demenz zu erkranken, nimmt im Alter deutlich zu. Nicht-Betroffene verdrängen oder tabuisieren dieses Thema, was menschlich mehr als verständlich ist. Aber wir dürfen die Augen vor dieser furchtbaren Krankheit nicht verschließen. Immer mehr Menschen erkranken an Demenz: Schätzungen zufolge leiden in Österreich, meinem Heimatland, rund 100.000 Personen an einer demenziellen Erkrankung. Diese Zahl soll sich 2050 auf 230.000 erhöhen. Im wesentlich bevölkerungsreicheren Deutschland leben schon jetzt rund 1,6 Millionen Menschen mit Demenz. Für 2050 wird mit einem Anstieg auf 2,7 Millionen gerechnet. Ein Alltag in Würde ist für Betroffene, aber auch für Angehörige, Pflege- und Betreuungspersonen – in psychischer, physischer und finanzieller Hinsicht – die größte Herausforderung.

Vor diesem Hintergrund ist medizinische Forschung und Wissenschaft wichtiger denn je. Aber auch Politik und Gesellschaft sind gefordert, wenn es darum geht, der Demenz eines Tages nachhaltig entgegenwirken zu können. Investitionen in Forschungsprojekte zugunsten neuer Therapieansätze gegen das Vergessen sind unabdingbar im Kampf gegen diese tückische Krankheit. Ich freue mich daher sehr über neue Forschungsansätze sowie einen dynamischen Diskurs im Bereich der demenziellen Forschung, wie dieses Buch eindrucksvoll beweist.

Dr. Günter Geyer

Aufsichtsratspräsident des Wiener Städtischen Versicherungsvereins, Hauptaktionär der Vienna Insurance Group (VIG) Wiener Versicherung Gruppe

Liebe Leserin, lieber Leser,

wenn man jung ist, will man älter werden, wenn man älter ist, will man jung bleiben. – Jung sein heißt auch, schön und attraktiv zu sein und zu bleiben. Wer wollte das nicht? Doch je älter wir werden, desto größer wird unsere Angst vor Krankheiten und körperlichem Abbau.

Die Alterserscheinungen betreffen die Haut, an der sich immer mehr Falten zeigen, die Gelenke, vor allem Hüfte und Knie, die sich durch arthrotische Veränderungen schmerzhaft bemerkbar machen können, die Knochen (Osteoporose), die Muskelkraft (Sarkopenie), die Zähne (Parodontitis und Zahnverlust), das Sehen (Glaukom), das Hören und vor allem die geistige Fähigkeit.

Ein Verlust unserer geistigen Fähigkeiten führt zu Altersdemenz, die jeder bekommt, wenn er nur alt genug wird. Allerdings beginnt das Altern oft schon ab dem 50. Lebensjahr, sodass ab dann gegengesteuert werden sollte. – Und genau darum geht es: Wie können wir möglichst gesund älter werden und dabei körperlich und geistig fit bleiben?

Und hier kommt das Anti-Aging-Mittel Spermidin ins Spiel, das ein viel versprechender Ansatz gegen das Altern und die Altersdemenz sein könnte, wenn man rechtzeitig mit der Einnahme beginnt. In einer groß angelegten, über insgesamt 7 Monate dauernden Studie in 5 Seniorenheimen in der Steiermark wurden sehr ermutigende Ergebnisse mit Spermidin gegen die Altersvergesslichkeit erzielt. Vor allem die noch jüngeren Senioren und Menschen mit noch nicht ausgeprägter Demenz haben von der Spermidinversorgung profitiert.

Das heißt im Umkehrschluss, dass man so früh wie möglich mit Maßnahmen gegen das Altern beginnen soll.

Unsere, unseres Wissens weltweit erste große Studie zeigte nach 3 Monaten Therapie einen signifikanten Erfolg, der nach 3 bzw. 4 Monaten weiterer Spermidinzufuhr noch verbessert werden konnte:

Die Tochter einer Heimbewohnerin berichtete: »Meine Mutter erkannte mich wieder und ich konnte mit ihr wieder reden. Auch das Kurzzeitgedächtnis hatte sich gebessert!« Welch' schöner Erfolg!

Aber Spermidin hilft nicht nur dabei, geistig fit zu bleiben, sondern scheint auch bei anderen Alterserscheinungen, z. B. an Haut und Augen, einen guten Schutz zu bieten. Spermidin ist wirklich eine sehr spannende Substanz, deren mögliche therapeutische Wirkung aktuell untersucht wird. Ich habe daher Experten, wie Haut- und Augenärzte, gebeten, das momentane Wissen zu Spermidin mit mir gemeinsam zusammenzutragen, damit wir es Ihnen in diesem Ratgeber präsentieren können.

- Im ersten Buchteil lesen Sie diese neusten Forschungsergebnisse zu Spermidin in leicht verständlicher Form und lernen daneben auch weitere spannende Anti-Aging-Kandidaten wie Resveratrol kennen.
- Im zweiten Buchteil versorgen wir Sie mit allem Wissen, Tipps und inspirierenden Rezepten für Ihre zukünftige spermidinreiche Ernährung. Wenn Sie die leckeren Rezeptideen für Frühstück, Mittag und Abendessen für eine ganze Woche ausprobiert haben, sind Sie für Ihr Spermidin-Plus im Alltag bestens gerüstet.
- Der dritte Buchteil wendet sich an alle, die sich um ältere Menschen kümmern, sei es im Rahmen der Angehörigenpflege oder im professionellen Rahmen. Hier lesen Sie über die praktischen Erfahrungen mit spermidinreicher Kost in Seniorenheimen sowie Methoden, um die körperliche Fitness im höheren Alter zu erhalten.

Nun wünsche ich Ihnen eine aufschlussreiche Lektüre und alles Gute für Ihre Gesundheit und die Ihrer Lieben.

Ihr Reinhart Jarisch
Wien im Herbst 2021

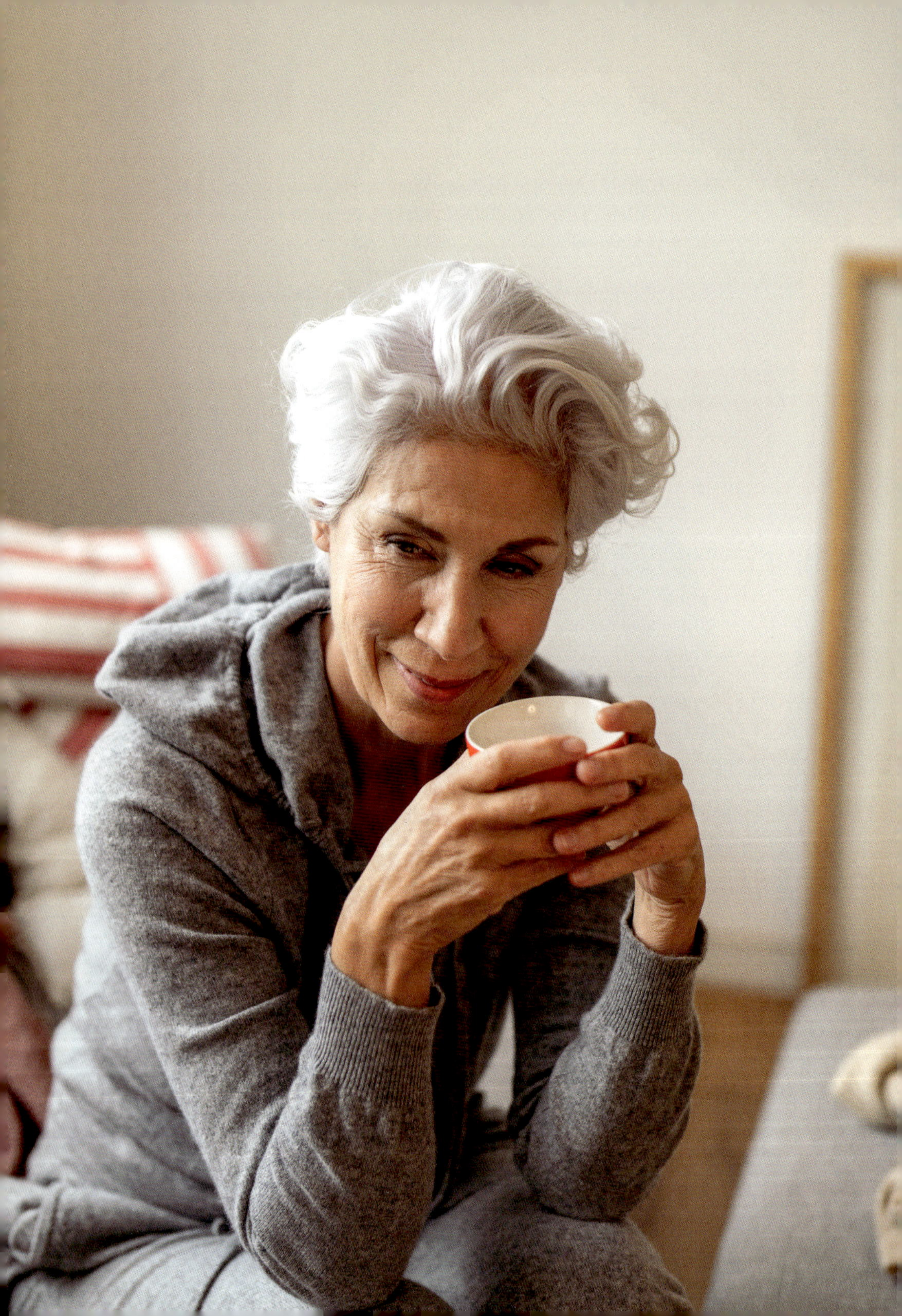

Anti-Aging-Mittel Spermidin

Wir sind den Alterserscheinungen nicht machtlos ausgeliefert. Wir können viel tun, um auch beim Älterwerden fit im Kopf und im Körper zu bleiben.

Spermidin: ein Naturstoff mit viel Potenzial

Reinhart Jarisch

Was meinen wir eigentlich, wenn wir von »Anti-Aging« sprechen? Es geht im Grunde um Altersverhinderung. Das »Anti-Aging« ist also eine Bezeichnung für alle Maßnahmen und Behandlungen, die geeignet sind, das biologische Altern des Menschen zu verzögern, im Idealfall sogar zu verhindern, und die Lebensqualität im Alter möglichst lange hoch zu halten. In den vergangenen Jahren sind zu diesem Thema ein deutlich gesteigertes Forschungsinteresse und verstärkte Untersuchungstätigkeiten zu beobachten. Als Folge ergeben sich immer wieder neue Substanzen, bei denen man diverse Anti-Aging-Wirkungen vermutet und die zum Gegenstand einer eingehenderen Untersuchung werden.

In diesem Buch geht es in erster Linie um den Anti-Aging-Stoff Spermidin, den wir Ihnen gleich näher vorstellen, aber Sie lernen auch andere viel versprechende Substanzen, wie Resveratrol, kennen, und natürlich geben wir Ihnen auch weitere Hinweise zum Lebensstil an die Hand, deren Wirksamkeit jüngst durch Studien belegt wurde.

Was ist Spermidin?

Spermidin gehört zu den biogenen Aminen; das sind kleine Moleküle mit mindestens einer Stickstoffgruppe, die natürlicherweise im menschlichen Körper vorkommen, sich aber auch in vielen Nahrungsmitteln befinden. Biogene Amine werden z. B. aus Aminosäuren wie Histidin im Falle von Histamin gebildet, das Ihnen sicherlich bekannt ist. Histamin ist u. a. für allergische Reaktionen verantwortlich, spielt aber auch bei vielen wichtigen Stoffwechselprozessen eine Rolle. Auch der Nervenbotenstoff Serotonin, der oft als Glückshormon bezeichnet wird, gehört zu den biogenen Aminen. Weitere Beispiele sind Tyramin, Phenylethylamin und Putrescin. Biogene Amine, die mehrere Stickstoffgruppe enthalten, werden als Polyamine bezeichnet; dazu gehören Putrescin, Spermin und eben Spermidin.

» *Wie man heute weiß, kommt Spermidin als Botenstoff in jeder Körperzelle vor. Seinen Namen erhielt es allerdings, weil es zunächst in der männlichen Samenflüssigkeit (Sperma) gefunden wurde.* «

Es gibt 3 Zufuhrwege für Spermidin:

- In unseren Körperzellen entsteht Spermidin durch den Abbau von Putrescin als Zwischenprodukt bei der Bildung von Spermin.
- Auch unsere Darmbakterien stellen Spermidin her.
- Wir nehmen es mit spermidinreicher Nahrung auf.

Spermidinreiche Nahrungsmittel

Wenn wir uns mit viel Spermidin versorgen wollen, müssen wir dies über eine entsprechende Nahrungsauswahl tun. Spermidin kommt u. a. in folgenden Nahrungsmitteln in unterschiedlichen Mengen vor: Weizenkeime, Sojabohne, rote Kidneybohnen, Haselnüsse, Erbsen, Pilze, Spinat, Blumenkohl, Brokkoli, Mandel, Pistazien, Edelkastanie, Reis, Weißbrot, Äpfel, Bananen, Avocado, Kiwi, Orangen und Erdbeeren. Fleisch von Rind, Schwein, Huhn, Truthahn, Ente sowie Milch und Ei enthalten auch Spermidin. Die drei biogenen Amine Putrescin, Spermidin und Spermin kommen auch in Rotweinen vor.

Die Gabe von künstlich (synthetisch) erzeugtem Spermidin, aber auch Spermidin in Nahrungsmitteln durch polyaminreiche Diät, Einnahme von Prä- und Probiotika, die die Synthese (Produktion) von Polyaminen im Darm fördern, können den Spermidingehalt des Gehirns erhöhen und additiv zu bisherigen Standardtherapien gegeben werden und somit die Lebensqualität verbessern.

Wofür brauchen wir Spermidin?

Von allen Polyaminen ist die Konzentration von Spermidin im Gehirn am größten. Dies kann schon als Hinweis für die Bedeutung von Spermidin gesehen werden! Im Gehirn finden sich auch andere biogene Amine wie z. B. Histamin, das nicht nur der »böse Bube« bei der Allergie ist, sondern auch wie ein Wachhormon funktioniert. Im Schlaf sinkt der Histaminspiegel dagegen auf null. Das ist eine wichtige Erkenntnis, die man sich z. B. bei Seekrankheit zunutze machen kann. Denn diese wird durch einen zu hohen Histaminspiegel ausgelöst, der zu Übelkeit führt. Schlafen hilft daher gegen

Seekrankheit und andere durch zu viel Histamin ausgelöste Übelkeit.

» *Spermidin wirkt zuerst einmal auf das Gehirn und verbessert die Denk- und Merkfähigkeit.* «

Dazu lernen Sie später die Untersuchungen genauer kennen. Der ursächliche neuroprotektive Mechanismus von Spermidin bei neuronalen Fehlfunktionen ist bisher ungeklärt. Eine der Funktionen von Spermidin im Zellstoffwechsel ist das »Einschalten« (Induktion) zellulärer Reinigungsprozesse (Autophagie).

Autophagie – unsere Selbstreinigung

Als Autophagie wird ein Recycling- und Selbstreinigungsprogramm unserer Körperzellen bezeichnet. Man spricht in diesem Zusammenhang auch von der körpereigenen Müllabfuhr, weil durch Autophagie eingedrungene Krankheitserreger, fehlgefaltete Proteine (relevant z. B. bei neurodegenerativen Prozessen) oder nicht mehr funktionelle Zellbestandteile abgebaut und neu verwertet werden. Denn in der Natur geht nichts verloren.

Bei der Autophagie sind mehr als 15 Gene beteiligt. Sie wird durch ein Netzwerk von Signalen und Proteinen gesteuert. Wie funktioniert nun der Prozess der Autophagie in der Zelle? Sehr trickreich. Die Moleküle oder Zellbestandteile, die entsorgt werden sollen, werden zunächst mit einer Membran ummantelt, kommen also in den Müllsack, bevor sie im Müllschlucker landen. In der Zelle sind das die Autophagosomen. Das sind Vesikel mit einer doppelten Membran, die den zellulären Müll mithilfe von Lysosomen zerkleinern. Diese Lysosomen enthalten Verdauungspartikel (saure Hydrolasen), die alles fein zerlegen. Aus den entstandenen Grundbausteinen können dann wieder neue Moleküle oder Organellen entstehen. Aus alt mach neu. In unseren Zellen funktioniert das perfekt. Jedenfalls in jungen Jahren und wenn wir gesund sind. Doch mit zunehmendem Alter und bei verschiedenen Erkrankungen wie Demenz oder Krebs funktioniert dieses Gesunderhaltungsprogramm der Zellen eben nicht mehr ausreichend.

Autophagie: die Müllabfuhr des Gehirns

Altersbedingte Neurodegeneration, also die Gewebezerstörung der Nerven, ist toxischem Abfall (Müll) geschuldet, der durch Autophagie entfernt werden kann. Autophagie ist, wie wir gerade gelernt haben, ein proteinabbauendes System, das auf natürliche Weise unbrauchbare Bestandteile zerlegt und recycelt. Es kann auch als Selbstverdauung von Zellen bezeichnet werden, da es ein Erneuerungsprozess ist, der intrazelluläre Proteine (Eiweißstoffe) entfernt. Dadurch wird die normale Hirnfunktion aufrechterhalten.

Plakativ ausgedrückt ist Autophagie die Mühlabfuhr des Gehirns.

Bei Mäusen konnte ein Zusammenhang zwischen funktionierender Autophagie und Gedächtnisleistung während des Alterns festgestellt werden. Bei älteren Mäusen konnte eine Reduktion der Autophagie im Hippocampus (innerer Hirnbereich) durch Wiederherstellung des Spermidinspiegels beseitigt und Gedächtnisdefizite reduziert werden.

Der Gedächtnisverlust wurde zuerst an der Fruchtfliege Drosophila melanogaster untersucht. Nun werden sich viele fragen, wie soll das gehen? Wie kann ich feststellen, ob eine Fliege altersdement wird oder geworden ist?

Nun, das Gedächtnis ist eine Hirnleistung. Das Gehirn beschränkt sich aber nicht nur auf das Organ, sondern hat Ausläufer. So sind die Hirnnerven zum Auge Ausläufer des Gehirns. Das gilt auch für das Ohr und eben auch den Geruchsinn, der über Nerven in der Nase vermittelt wird. Nimmt der Geruchssinn ab oder fehlt er ganz, dann ist das Gehirn gestört.

Ein Zustand, den jetzt auch an COVID-19 Erkrankte erfahren mussten. Durch den Verlust des Geruchs- und Geschmacksinns kann rückgeschlossen werden, dass das ganze Gehirn vom Virusinfekt mitbetroffen ist. Beim COVID-19-Infekt durch das Virus. Bei Altersdemenz – möglicherweise – durch einen Spermidinmangel!

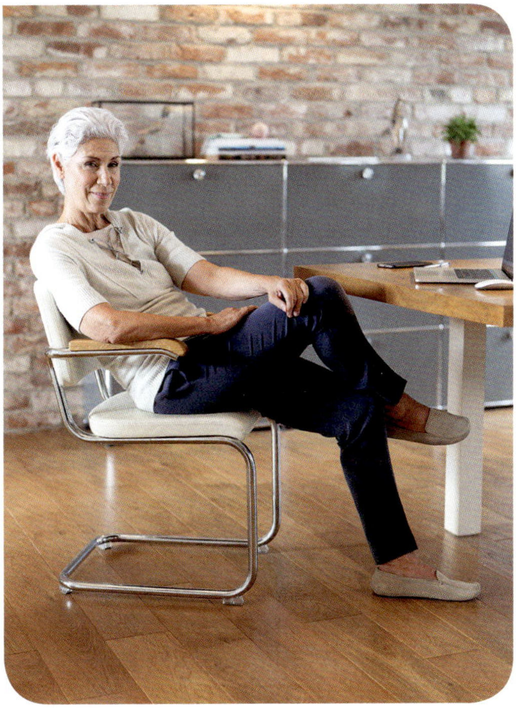

Durch Gabe von Spermidin konnte der Geruchssinn von Fruchtfliegen in Studien auf jeden Fall wiederhergestellt werden.

Spermidinmangel bei Altersdemenz

Der positive Einfluss von Spermidin auf die Gehirnfunktion wurde nicht nur bei der Fruchtfliege nachgewiesen, der wir uns ja nicht sehr nah fühlen, sondern konnte mittlerweile in zahlreichen Versuchen an Mäusen und Ratten belegt werden. Aus den Tierversuchen weiß man, dass Spermidin nicht nur eine nötige Müllentsorgung veranlassen kann (Autophagie), sondern dass es auch die Funktion der Mitochondrien stärkt. Das sind die Kraftwerke unserer Zellen, die für die Bereitstellung der nötigen Energie sorgen. Auf diese Weise lässt sich über eine hohe Spermidinzufuhr mit Lebensmitteln ein altersbedingtes Nachlassen der Gehirnleistung verlangsamen.

Damit war klar, dass wir nach entsprechenden Vorversuchen am Menschen (Pilotstudien) eine groß angelegte Studie in verschiedenen Seniorenheimen (Seite 30) planen mussten.

» *In unserer Wiener Demenz-Studie hat sich Spermidin als echtes Anti-Aging-Wunder gezeigt. Allerdings war die Wirkung umso besser, je jünger die älteren Menschen waren, also ab 60 Jahren.* «

Wie verändert sich eigentlich der Körper beim Älterwerden? Nun, logischerweise leben Zellen nicht ewig. Allerdings können neue Zellen in verschiedenen Organen neu gebildet werden. Alte (sterbende) Zellen werden abgebaut und in Einzelteile zerlegt. Bildlich gesprochen ist das Müll, der entsorgt werden muss. Die körpereigene Müllabfuhr – die Autophagie – haben wir bereits kennengelernt. Im Jahre 2016 hat Yoshinori Ohsumi den Medizinnobelpreis für die Entdeckung der Mechanismen der Autophagie bekommen.

Die Zellbruchstücke werden also entsorgt. Man könnte sagen, durch die Müllabfuhr. Nun kommt es mit zunehmendem Alter zu Ablagerungen im Gehirn, die die Nervenleitgeschwindigkeit beeinträchtigen. Werden diese Ablagerungen nicht entfernt, wird das Denkvermögen beeinträchtigt und es entsteht schrittweise Altersdemenz. Insofern kann man Spermidin mit Fug und Recht als Anti-Aging-Mittel bezeichnen, weil es die Autophagie – und somit den Müllabbau – fördert und alte (normale) Zustände wiederherstellt.

Herz-Kreislauf-Schutz durch Spermidin

Noch ein spannender Anti-Aging-Effekt: Längere Gaben von Spermidin reduzierten bei Mäusen das Risiko von Herz-Kreislauf-Erkrankungen.

Im Tierversuch konnte gezeigt werden, dass der systolische Blutdruck (erster Wert) durch Spermidin gesenkt werden kann. Bluthochdruck ist ein wesentlicher Verursacher von Herzinsuffizienz (Herzschwäche). Diese zeigt sich typischerweise durch Flüssigkeitsansammlung in den Füßen und Unterschenkeln. Auch kommt es zu einer Verbesserung der Nierenfunktion. Spermidin verzögert auch die Herzalterung durch Verbesserung des diastolischen (zweiten) Blutdrucks. Bei hoher Spermidinzufuhr konnte das Erkrankungsrisiko deutlich (um etwa 40 %) gesenkt werden.

Die verbesserte Herzleistung kann nicht nur das Leben verlängern, sondern trägt bei regelmäßiger Kontrolle des Blutdrucks auch zu einer Entlastung der Gehirngefäße bei: Denn alle Formen der Altersdemenz sind von Störungen der kleineren und größeren Gehirngefäße begleitet. Blutdruckkontrolle hilft also dabei, das Leben zu verlängern und Altersdemenz zu verhindern. Ein wichtiger und leicht durchzuführender Ansatz für ein gesundes Älterwerden.

Weitere Anti-Aging-Effekte von Spermidin

Man weiß mittlerweile aus verschiedenen Untersuchungen, dass die Spermidinkonzentration in den Körperzellen im Alter abnimmt. Wie wir schon erklärt haben, könnte dies neurodegenerative Prozesse begünstigen, da die Autophagie nicht mehr ausreichend funktioniert. In Tiermodellen (Fadenwürmer, Hefen) zeigte sich eine lebensverlängernde Wirkung von Spermidin.

Da lag die Frage, ob Spermidin auch bei Menschen die Lebenserwartung steigern kann, nahe. Dazu wurden in der Bruneck-Studie (Südtirol) 829 Menschen über 20 Jahre medizinisch beobachtet. Sie wurden alle 5 Jahre bezüglich ihrer Essgewohnheiten befragt. Dabei zeigte sich bei Einnahme einer spermidinreichen Kost eine Steigerung der Lebenserwartung um 5,7 Jahre.

» *Nun lassen sich in solchen Beobachtungsstudien keine direkten Ursache-Wirkung-Beziehungen nachweisen, aber sie geben wertvolle Hinweise. In diesem Falle deutet die Studie einen möglichen lebensverlängernden Effekt von Spermidin an, was sein Anti-Aging-Potenzial nur unterstreicht.* «

Altersbedingte Augenerkrankungen Das Glaukom ist eine neurodegenerative Erkrankung des Auges und einer der häufigsten Gründe für Erblindung. Es ist durch eine progressive Degeneration (Absterben) der retinalen Ganglienzellen und deren Axone (Nerven) charakterisiert und üblicherweise vergesellschaftet mit einem erhöhten Augeninnendruck als Ursache. Einer der Risikofaktoren ist erhöhter oxidativer Stress. Spermidin hat eine antioxidative Wirkung und konnte im Mausmodell Glaukoma-retinale Degeneration unterdrücken. Somit könnte sich Spermidin zusätzlich auch in der Langzeitbehandlung des Glaukoms anbieten. Im Abschnitt »Wie schützt Spermidin die Augen?« (Seite 26) gehen wir näher auf diese ermutigenden Untersuchungen ein.

Wie Spermidin Gehirn und Augen jung hält

Peter Heilig, Reinhart Jarisch

Was ist Altersdemenz?

Altersbedingte Erkrankungen geraten zunehmend in den Fokus des allgemeinen Interesses. Im Speziellen handelt es sich um Altersdemenz. Durch die positive Entwicklung unserer stetig zunehmenden Lebenserwartung sind wir mit der Tatsache konfrontiert, dass immer mehr Menschen an der Altersdemenz erkranken. Bestimmte Erkrankungen ereilen jeden Menschen, wenn er denn nur alt genug wird. Dazu gehören u. a. Altersdemenz und Krebs. Jeder Mensch wird alters-dement, sofern er es erlebt.

Es versteht sich von selbst, dass intensiv nach Therapien gegen Altersdemenz gesucht wird. Die Medikamente (Seite 21), die bisher entwickelt wurden, sind jedoch alles andere als zufriedenstellend.

Zunächst soll kurz dargelegt werden, welche Demenzformen man unterscheiden muss. Das Gehirn ist ein sehr komplexes Organ, über das man nach wie vor wenig weiß. Um sich einem Problem zu nähern, versucht man es zuerst einmal mit einer didaktischen Einteilung eines komplexen Krankheitsbildes.

Welche Demenzformen gibt es?

Demenz wird eingeteilt in:

- Alzheimer-Demenz (benannt nach dem deutschen Psychiater und Neuropathologen Alois Alzheimer)
- Demenz mit Lewy-Körpern
- frontotemporale Demenz
- vaskuläre Demenz
- gemischte Demenz

Demenzen werden auch nach der zugrundeliegenden Ursache unterteil: Es gibt die primären Demenzformen, entweder auf degenerativer Basis (z. B. Alzheimer-Demenz) oder auf vaskulärer Basis (vor allem die Multiinfarkt-Demenz).

Und es gibt »sekundäre Demenzformen«, die im Rahmen verschiedener anderer Erkrankungen entstehen können, z. B. bei Morbus Parkinson, bei manchen Epilepsieformen, bei metabolischen Erkrankungen, z. B. Hypothyreose (Schilddrüsenunterfunktion) oder Morbus Wilson (Kupferspeicherkrankheit) sowie bei infektiösen Erkrankungen des Zentralnervensystems, z. B. bei HIV-Infektionen oder Lues (Syphilis).

» *Altersdemenz verkürzt die Lebenszeit um 4–6 Jahre, diese kann bei Frauen deutlich kürzer sein. Betroffen sind meist Menschen ab dem 60. Lebensjahr. Ein früherer Anfang ist aber möglich.* «

Eine Vorstufe von Alzheimer ist der »präklinische Alzheimer«, bei dem pathologische Veränderungen, nicht jedoch Gedächtnisveränderungen feststellbar sind. Diese Veränderungen betreffen Proteinablagerungen (Aß-Protein) und intrazelluläre Ablagerung von Tau-Protein. Intrazelluläre Neurofibrillen und extrazelluläre Amyloid-ß-Plaques im Gehirn sind typische Kennzeichen für Altersdemenz.

Psychische Veränderungen mit visuellen Halluzinationen als typisches Symptom kommen bei Demenz mit Lewy-Körpern gehäuft vor. Weniger häufig bei frontotemporaler Demenz (die sich meist bei Alkoholkranken findet).

Was tun bei Demenz?

Grundsätzlich sollte bei Demenzverdacht eine genaue Laboruntersuchung durchgeführt werden: Dazu gehören ein komplettes Blutbild, Nieren- und Leberparameter, Pankreasenzyme, Zuckerwerte, Schilddrüsenwerte, Suchtstoffe (Alkohol, Barbiturate [Schlafmittel], Benzodiazepine [Beruhigungsmittel], Bromide [Beruhigungsmittel]), Lues- und HIV-Serologie, Kupferspiegel, Schwermetalle (Arsen, Blei, Quecksilber, Thallium), Muskelenzyme und Tumormarker.

Interessant ist hier die Empfehlung, Arsen und Thallium zu untersuchen. Diese Substanzen wurden in der Vergangenheit und werden vielleicht auch heute noch eingesetzt, um den vorzeitigen Tod herbeizuführen. Das wäre dann ein Fall für den Gerichtsmediziner.

Ein Mangel an Vitamin B_1 und Vitamin B_{12} muss ausgeschlossen werden. Vitamin-B_{12}-Mangel kann bei veganer Kost auftreten und bei Einnahme von sogenannten Magenschutzpräparaten, die älteren Menschen oft grundlos verschrieben werden (Seite 72).

Die primären Demenzursachen sind zwar für 80–90 % der Fälle verantwortlich, aber auch in dieser Gruppe sind viele Fälle vaskulär und nicht primär degenerativ bedingt. Ein Teil der Erkrankungen, die mit Demenz einhergehen (können), ist also ursächlich behandelbar und sollte/muss auch so behandelt werden.

Ein Neurologie-Professor erzählte mir dazu folgende Geschichte aus seiner Krankenhauspraxis: »Ich erinnere mich, dass bei zahlreichen alten Patienten, die mit der Diagnose ›Verwirrtheitszustand‹, ›Demenz‹ oder ›Alzheimer‹ bei uns eingewiesen wurden, sich durch eine simple Maßnahme die vermeintliche Demenz in Luft auflöste. Ihre ›arterielle Hypertonie‹ (Bluthochdruck) war zuvor so ›erfolgreich‹ behandelt worden, dass sie einen systolischen Blutdruckwert unter 120 mmHg aufwiesen. Wenn wir nun die Dosis des blutdrucksenkenden Mittels reduzierten oder es ganz absetzten und der Patient wieder einen systolischen Blutdruck von 140–145 mmHg aufwies, war die ›Demenz‹ auf einmal geheilt.«

Manchmal kann es wirklich so simpel sein, denn ältere Menschen brauchen bisweilen einen höheren Blutdruck als junge Menschen, damit das Gehirn ausreichend mit Blut versorgt wird. Bei ihnen ist der »normale Blutdruck« mit 120/80 mmHg also zu niedrig und mit dem »ungesund hohen« Blutdruck von 140/90 mmHg geht es ihnen auf einmal wieder gut.

Risikofaktoren für Demenz

Was sind nun die Risikofaktoren für eine Demenz?

- In den jungen Jahren ist es eine schlechte Schulbildung.
- In der mittleren Altersgruppe sind es Bluthochdruck, Übergewicht und interessanterweise Hörverlust.
- Ab dem 65. Lebensjahr zählen Rauchen, Depression, körperliche Inaktivität, soziale Isolierung, Gebrauch von Benzodiazepinen (Beruhigungsmitteln) und Diabetes zu den Risikofaktoren.

Depression im mittleren Lebensalter zählt überraschend nicht zu den Risikofaktoren.

» *Die gute Nachricht dabei ist, dass man alle Risikofaktoren selbst zum Positiven verändern und somit gegen Altersdemenz ankämpfen kann.* «

Eine positive Wirkung geht z. B. von der mediterranen Kost aus, ebenso von mäßigem Alkoholkonsum in den mittleren Lebensjahren. Übermäßiger Alkoholkonsum erhöht allerdings das Risiko für Alzheimer.

Therapieversuche mit Antirheumatika (entzündungshemmenden Medikamenten), Östrogenen, Statinen (gegen Gefäßverkalkung) und Vitaminen zeigten dagegen keine positive Wirkung. Ginkgoextrakte werden als zusätzliche Therapie empfohlen, können die Demenz aber nicht aufhalten. Sie werden zur Förderung der Gehirndurchblutung eingesetzt. Die bisherigen Studien ergaben unterschiedliche Ergebnisse. Bei leichter bis mittelgradiger Alzheimer-Demenz scheint ausreichend hoch dosierter Ginkgoextrakt (240 mg/Tag) das Denk- und Erinnerungsvermögen positiv zu beeinflussen.

Wie kann man Alzheimer diagnostizieren?

Etwas vereinfacht ausgedrückt, wäre wiederholte Orientierungslosigkeit im eigentlich vertrauten Umfeld ein Hinweis, z. B. wenn man regelmäßig ein und dasselbe Gasthaus besucht und dann abends nicht mehr nach Hause findet.

Durch Magnetresonanzuntersuchungen kann man Veränderungen, insbesondere Gehirnschwund in bestimmten Gehirnbereichen, finden. Allerdings sollten wiederholte Untersuchungen den Schwund der Gehirnmasse dokumentieren.

Eine gravierende Veränderung bei Demenz betrifft auch die sozialen Beziehungen. Diese müssen an die veränderten Ausdrucksmöglichkeiten bzw. -fähigkeiten des Betroffenen angepasst werden. Zu leben heißt, soziale Kontakte und menschliche Nähe zu erleben. Diese nicht mehr erleben zu dürfen, bedeutet eine massive Einschränkung der Lebensqualität – mit oder ohne Demenz. Wenn Menschen mit Demenz sozial eingebunden bleiben und tägliches menschliches Miteinander erfahren, leben sie ein besseres Leben.

Zerebrale Amyloidablagerungen können einer Alzheimer-Erkrankung um 10 Jahre vorausgehen. Diese müssen aber nicht zwangsläufig zu Alzheimer führen, das heißt, es gibt auch falsch positive (klinisch nicht relevante) Befunde. In einer – bis dato – Ermangelung einer zuverlässigen Therapie zum Abbau dieser Ablagerungen wird von spezialisierten Untersuchungen abgeraten, da das Ergebnis nur beunruhigen würde.

Gefäßveränderungen im Gehirnbereich können mit Alzheimer vergesellschaftet sein, können aber auch keine Konsequenz haben, sodass diesbezügliche Untersuchungen nicht zielführend sind. Da auch die Untersuchung der Liquorflüssigkeit im Gehirn bzw. Wirbelkanal nicht hilfreich ist, bleiben diesbezügliche Analysen der Forschung vorbehalten.

Welche Therapien gibt es?

Medikamente, die eine Demenz heilen könnten, gibt es derzeit nicht. Und auch die verfügbaren Antidementiva, die das Erinnerungs- und Denkvermögen beeinflussen können, führen nur zu einer Verlangsamung des Abbaus. Dennoch kann dieses medikamentöse Verlangsamen oder vorübergehende Aufhalten der

Krankheitsprogression im Alltag der Betroffenen und ihrer pflegenden Angehörigen bzw. der Pflegekräfte einen bedeutsamen Unterschied machen. Abzuwägen ist dieser zum Teil nur geringfügige Effekt gegen die oft, vor allem zu Beginn, auftretenden Nebenwirkungen wie Übelkeit, Erbrechen und Durchfälle; auch lebhafte Träume und Beinkrämpfe sind möglich.

Zurzeit sind 4 Wirkstoffe verfügbar, Donepezil, Rivastigmin und Galantamin, die zur Gruppe der Acetylcholinesterase-Hemmer gehören und für die Behandlung der leichten bis mittelschweren Alzheimer-Krankheit zugelassen sind, sowie der Glutamat-Rezeptorantagonist Memantin, der bei mittelschwerer und schwerer Alzheimer-Demenz eingesetzt wird.

Der Gehirn-Botenstoff Acetylcholin wird bei der Alzheimer-Demenz nicht mehr in ausreichender Menge produziert. Die Acetylcholinesterase-Hemmer verzögern den Abbau des Botenstoffs, sodass dieser länger zur Verfügung steht, womit der Mangel im frühen bis mittleren Stadium der Krankheit für einige Zeit ausgeglichen werden kann.

Glutamat ist ebenfalls ein Gehirn-Botenstoff, der zum Lernen und Erinnern gebraucht wird. Die Nervenzellen von Alzheimer-Patienten werden jedoch durch zu viel Glutamat belastet und können dadurch absterben. Memantin schützt die

Was ist der MMS-Test?

Ein relativ einfacher und oft verwendeter Test, um die kognitiven Fähigkeiten zu prüfen und Hinweise auf eine mögliche Demenz zu erhalten, ist der Mini-Mental-Status-Test (MMS-Test). Die Durchführung dauert 10–15 Minuten. Er besteht aus verschiedenen Fragen und einfachen Aufgaben. Menschen ohne kognitive Beeinträchtigung können ihn ohne Probleme bewältigen, bei Demenz zeigen sich je nach Ausprägung Einschränkungen.

Mit den Aufgaben werden räumliche Orientierungsprobleme, Merkfähigkeit, Erinnerungsfähigkeit, Aufmerksamkeit, Rechenfähigkeit und Sprache geprüft. Zur Prüfung der Orientierung werden zehn Fragen nach Ort und Zeit gestellt. Jede richtige Antwort ergibt 1 Punkt. Es sind maximal 30 Punkte möglich. Die Bewertung des Testergebnisses, wie wir sie in unserer Wiener Demenzstudie (Seite 30) vorgenommen haben, lautet:

- keine Demenz › 26 Punkte
- milde Demenz 21–26 Punkte
- moderate Demenz 12–20 Punkte
- ausgeprägte Demenz ‹ 12 Punkte

Nervenzellen vor dem übermäßigen Einstrom von Glutamat und kann die Lernfähigkeit und die Gedächtnisleistungen länger aufrechterhalten.

Da sich nicht vorhersagen lässt, welcher Patient auf welches Präparat positiv reagiert, kann dies nur im Rahmen von Therapieversuchen ausprobiert werden. Donepezil gibt es als Tablette und lösliche Tablette, Rivastigmin ist als Tablette und Kapseln und auch als transdermales Pflaster erhältlich. Galantamin gibt es in Kapseln. Alle Präparate zeigen bei Wirksamkeit ein moderates Ansprechen bezüglich der Gedächtnisleistung.

Der MMS-Gedächtnistest verbesserte sich bei Medikamentengabe um maximal 1,37 Punkte.

Der Nährstoffdrink Souvenaid ist ein medizinisches Nahrungsergänzungsmittel, das u. a. die Fettsäuren Docosahexaensäure (DHA) und Eicosapentaensäure (EPA), Folsäure, Vitamin B_6, Vitamin B_{12}, Vitamin C, Vitamin E und Selen enthält. In einer Doppelblindstudie, die den Effekt bei Alzheimer-Kranken im Frühstadium prüfte, konnte jedoch kein Unterschied zu Plazebo gezeigt werden.

Eine gruppentherapeutische Maßnahme, die sogenannte kognitive Stimulationstherapie, zeigte dagegen einen guten Effekt bei dementen Personen. Diese Form der psychologischen Zuwendung zeigte die stärkste Evidenz für eine Verbesserung der Gedächtnisleistung. Der MMS-Test verbessert sich um 1,78 Punkte. Dieses Verfahren verbesserte auch die selbst berichtete Lebensqualität.

In Summe sind die derzeitigen therapeutischen Möglichkeiten also beschränkt.

Spermidin und Demenz

Nunmehr bietet sich aber eine Alternative an: Wie im Kapitel »Die Wiener Demenzstudie mit Spermidin« (Seite 30) genau ausgeführt wird, sinkt der Spermidinspiegel im Blut mit zunehmendem Alter und ist signifikant mit dem Ergebnis des MMS-Tests korreliert.

» *Das heißt für die Zukunft, dass eine Blutabnahme den zeitaufwendigen MMS-Test ersetzen kann. Darüber hinaus können regelmäßige Blutkontrollen des Spermidinspiegels die Besserung des Krankheitsverlaufes dokumentieren.* «

Das ist allerdings noch ein bisschen Zukunftsmusik, da der Spermidintest derzeit von den Labors noch nicht angeboten wird. Ich denke aber, dass es in einigen Monaten möglich sein sollte, Spermidin im Labor zu bestimmen.

Wenn die Augen in die Jahre kommen

Das Auge ist mit dem Gehirn durch den Nervus opticus (zweiter Hirnnerv) verbunden. Mehr als das: Die Netzhaut im Auge ist Teil des Gehirns, im Klartext: ein peripher liegender Hirnanteil. Der Genetiker W. J. Gehring fand heraus, dass ein bestimmtes Gen im Erbgut, das Master-Kontrollgen Pax-6, in der Evolutionsgeschichte von der Fruchtfliege über die Maus bis hin zum Menschen die Kaskade der Augenentwicklung in Gang setzte – ein echter Geniestreich. Darwin hätte daran seine Freude gehabt. Die Netzhaut (Retina) ist auch ähnlich aufgebaut wie die Gehirnrinde. Sie beherbergt etwa 120 Millionen »Lichtfallen«: die Zapfen und Stäbchen. Es gibt aber noch einen dritten Typ von Fotorezeptoren. Das sind lichtempfindliche Ganglienzellen, deren genaue Bezeichnung »intrinsic photosensitive Melanopsin Retinale Ganglienzellen« mit ipRGC oder MRGC abgekürzt wird.

Die Fotorezeptoren der Netzhaut sind höchst raffiniert verdrahtet – angeschlossen an den erwähnten Sehnerv, ein Bündel von etwa 1 Million Fasern, über den Netzhaut-Bilder in Richtung Sehrinde transportiert werden – frequenzmoduliert, nebenbei erwähnt. (Das bedeutet, die Abstände der Ganglienzell-Aktionspotentiale im Sehnerv werden variiert: Diese Modulation ist Träger der visuellen Information.) Obwohl der Sehnerv etwa 1 Million Nervenfasern enthält, ist er nur 1 Millimeter dick. Unglaublich, oder? Klar, dass die Nervenfasern und die ernährenden Blutgefäße dementsprechend zart und vulnerabel sind. All dies will geschützt werden – schließlich sollen diese Strukturen viele Jahrzehnte unbeschadet überstehen und fehlerfrei funktionieren.

Was ist ein Glaukom (Grüner Star)?

Eine der häufigen Augenerkrankungen ist das Glaukom, der Grüne Star. Dabei handelt es sich um eine neurodegenerative Erkrankung, bei der die Nervenfasern des Sehnervs irreversibel geschädigt werden, was zu typischen Gesichtsfeldausfällen und letztlich zur Erblindung führen kann. Grüner Star ist u. a. durch die progressive Degeneration von Ganglienzellen und deren Axonen (Nerven) charakterisiert.

» *Ein erhöhter Augeninnendruck ist einer der Risikofaktoren für die Entstehung eines Glaukoms. Erhöhter Augeninnendruck ist aber nicht gleichbedeutend mit Glaukom, wie es oft vereinfacht dargestellt wird. Es gibt auch Glaukompatienten mit »normalem« Augeninnendruck (Normaldruckglaukom).* «

Das primäre Offenwinkelglaukom (P-OAG) ist eine häufige Glaukomvariante. Sie ist durch einen Mangel an Taurin und Spermin charakterisiert. Spermidin entsteht aus Putrescin und wird weiter

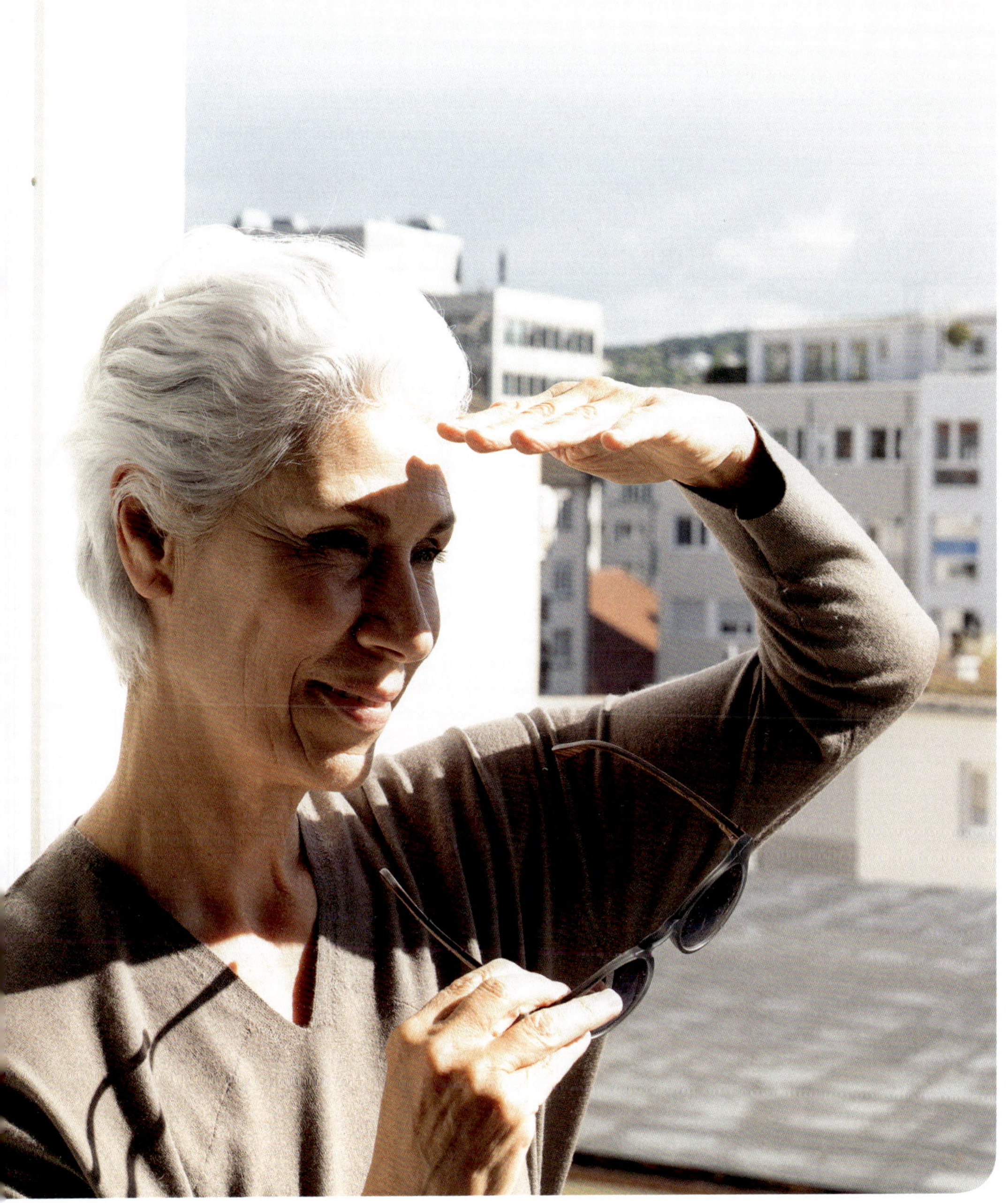

zu Spermin abgebaut. Damit verbunden ist eine verringerte »Osmoprotektion« und »Neuroprotektion«. Im Klartext heißt das: Weniger Spermin bedeutet geringeren Schutz vor Schäden von neuronalem Gewebe und Stoffwechsel (Enzyme etc.).

Wie schützt Spermidin die Augen?

Einer der Risikofaktoren ist erhöhter oxidativer Stress. Spermidin hat eine antioxidative Wirkung und konnte im Mausmodell eine glaukomatöse retinale Degeneration unterdrücken. Möglicherweise könnte sich Spermidin in der Langzeitbehandlung des Glaukoms als Zusatztherapie (Adjuvans) anbieten.

» *Entsprechend dosiert, könnte Spermidin die Ganglienzellen der Netzhaut schützen, wie dies experimentelle Resultate vermuten lassen. Von Spermidingaben könnten vielleicht auch Patienten mit der Diagnose »Normaldruckglaukom« profitieren.* «

Die vom Augenarzt angeordnete Behandlung eines Glaukoms darf durch eine Spermidinbegleittherapie keinesfalls ersetzt werden. Sogar Mitochondriopathien (u. a. glaukomsimulierende Symptome) könnten durch Spermidin gebessert werden – möglicherweise. In einem experimentellen Tiermodell konnten Sehnervschäden, wie sie bei Patienten mit geschlossenen stumpfen Schädel-Hirn-Traumata beobachtet werden, erstaunlich erfolgreich behandelt werden; auch Ganglienzellverluste (Apoptosis) der Netzhaut sprachen gut auf Spermidingaben an – alles schwer zu erklären.

Nun zum Grauen Star (Katarakt), einer der häufigsten Ursachen von Sehbehinderungen. Es gibt keine konservative wirkungsvolle Therapie, die die Eintrübung der Augenlinse stoppen oder rückgängig machen könnte. Zum Glück für die Betroffenen wurde der Ersatz der getrübten Linse durch ein künstliches Linsenimplantat zum Standardverfahren; weltweit werden etwa 100 Millionen Kataraktoperationen pro Jahr durchgeführt.

Dazu ein erstaunliches Resultat: Die Zunahme von experimentellen Linsentrübungen ging mit raschem Abfall von Spermidin einher. Eine erhöhte Konzentration von Spermidin reduzierte »drastisch« die Linsentrübungen – dieser unerwartete Befund eröffnet möglicherweise neue Perspektiven.

Es empfiehlt sich jedenfalls, alle infrage kommenden Faktoren zu berücksichtigen. Dazu ein lehrreiches Beispiel:

24-jährige Patientin

Radikale Blutdrucksenkung führte zu Erblindung

» *Eine 24-jährige Patientin, die stark rauchte und Bluthochdruck hatte, erblindete über Nacht während eines stationären Aufenthaltes auf einem Auge. Ihr Augendruck war nicht erhöht, aber die Blutdruckwerte initial extrem hoch. Eine abrupte, radikale Blutdrucksenkung jagte die Werte auf pathologisch niedrigen Druck; ein Sehnerv wurde dadurch irreversibel geschädigt. Es trat eine vaskuläre Atrophie auf, was bedeutet, dass der Nerv durch eine zu geringe Blutzufuhr in Mitleidenschaft gezogen wurde. Wie so oft: Über das Ziel hinausschießende Behandlungen können irreversible, allerdings vermeidbare Schäden anrichten. Hätte sich Spermidin in dieser Situation segensreich ausgewirkt? Wer weiß …* «

Wie Sie Ihre Augen gesund erhalten

Der filigrane und komplexe Aufbau der Netzhaut ist ein echtes Wunderwerk, das wir, zunächst ohne es zu bemerken, tagtäglich schädigen. Es wird überreizt und gefoltert durch grelle Kunstlichtinszenierungen, Fehlernährung, Bewegungsmangel, Rauchen und das weit verbreitete metabolische Syndrom. Derart unter Beschuss, kann die Netzhaut auch nicht durch »Wundermittel« repariert oder gerettet werden.

Spermidin kann vielleicht dennoch Teilerfolge erzielen, ähnlich wie bei der Demenz berichtet. Allzu hoch dürfen die Erwartungen jedoch nicht geschraubt werden. Spermidin kann zwar die Autophagie abgestorbener Zellen günstig beeinflussen, diese aber kaum jemals neu schaffen. Funktionslos gewordenes Netzhaut-Narbengewebe lässt sich mit keiner bekannten Methode ersetzen oder gar »neu zaubern«.

» *Daher müssen die Augen ein Leben lang vor Schäden geschützt werden. Dazu gehört der Schutz vor gefährlicher Lichtstrahlung wie der Blendung.* «

Ultraviolette Strahlung (UV-Strahlen) – kein Licht im strengen Sinne, denn es ist für Menschen unsichtbar – hat die höchste Intensität aller potenziell für das Auge »phototoxischen Strahlen«. Beim Säugling und Kleinkind dringen Anteile von zerstörerischen UV-Strahlen bis zur Netzhaut vor, werden dort wie mit einem Brennglas an der wichtigsten Stelle des Körpers gebündelt, um sich im wahrsten Sinn des Wortes dort einzubrennen.

Am Gletscher oder in den hochgelegenen Skigebieten können in relativ kurzer Zeit Lichtschäden des (ungeschützten) Auges entstehen. Die Hornhaut meldet sich (nächtens) mit bohrenden Schmerzen (Schneeblindheit – wie beim Verblitzen der Schweißer). Auch die Augenlinse kann unwirsch reagieren, obwohl sie höchst wirkungsvolle Abwehrmechanismen besitzt (wiederholter Lichtstress – zeitliche Summation). Linsentrübungen (Grauer Star) wären die vermeidbare Folge.

Ähnlich wie Spermidin wirft die Linse ihre schützenden Antioxidanzien (wide spectrum antioxidants) in die Schlacht – Melanopsin, Melatonin und Vitamin C – um möglichst lange klar zu bleiben. Verlassen sollte sich jedoch niemand darauf. Besser ist es, eine Sonnenbrille oder bei Bedarf eine Gletscherbrille zu tragen, je nach Lichtintensität. Und vielleicht auch Spermidin zur Prophylaxe zu verwenden – vielleicht …

Das kurzwellige bläuliche bzw. blaustichige sichtbare Licht, im Spektrum mit fließendem Übergang an das UV-Licht angrenzend, ist längst Mode geworden – um Kauf- und Arbeitslust sowie Vigilanz anzukurbeln. Von Krabbelstuben bis zu Pflegeheimen quält das Auge schmerzhaft grelles, kaltes Licht. KFZ-, Fahrrad-, E-Scooter- und E-Bike-Scheinwerfer blenden. Tagfahrlichter streuen ihr Licht bei vielen Modellen in alle Richtungen, lenken ab und bewirken, dass Kinder (zynischerweise am Schutzweg) seither im Straßenverkehr am stärksten gefährdet sind – und Sehbehinderte, aber auch Migräne-Patienten. Zurück zu natürlichen Spektren und moderaten Intensitäten wäre die begründete Wunschvorstellung.

Spermidin und die Müllersche Stützzelle (MZ)

Gliazellen, das Stütz- und Füllgewebe des Zentralnervensystems, also auch der Netzhaut, werden oft stiefmütterlich behandelt, wie z. B. die Müllersche Stützzelle (MZ) unserer Netzhaut.

Warum wird sie aber in diesem Buch erwähnt? Weil das Spermidin der MZ eine »tragende« Rolle spielt. Neben Ganglienzellen ist die MZ die (zweit)häufigste Zellart in der Netzhaut. Die Stützfunktion in der Gewebe-Architektur steht nicht im Vordergrund, sondern sie dient als Leitgebilde, unterstützt das Netzhautwachstum, die Regeneration, die Neuronen- sowie Ganglienzellverbindungen, hat Lichtleiterfunktion, erhöht den Kontrast, reduziert Streulicht, reguliert Ionenkonzentrationen und pH-Wert, nimmt Kaliumionen auf und gibt sie bei Bedarf an anderer Stelle wieder frei. Sie versorgt die (Ganglien-)Zellen mit Nährstoffen und entfernt Stoffwechselprodukte. Und hier schließt sich offenbar der Kreis. Das Spermidin kommt ins Spiel.

Die MZ ist eine mächtige Zelle; sie zieht durch die gesamte Netzhaut, entwickelt im Elektroretinogramm (Ableitung elektrischer Ströme vom Auge) das höchste Potenzial, die »b-Welle«, und benötigt für ihre Funktion Spermidin.

Was passieren könnte, wenn die MZ Spermidinmangel hätte, steht noch in keiner gelehrten Abhandlung. Mit ein wenig Fantasie ließe sich ein Szenario ausmalen – als »unterschätzter Mitspieler bei Netzhauterkrankungen« wurde sie treffend beschrieben.

» *Als Fazit können wir also festhalten: Spermidin nachfüllen, wenn es fehlt, besonders im Alter.* «

Spermidin in Augentropfen (noch nicht im Handel) soll bakterielle Hornhautentzündungen bekämpfen können, sogar besonders hartnäckige. In Zeiten von zunehmenden multiresistenten Keimen im Krankenaus und anderswo sowie anderen »Segnungen der Neuzeit« eine vielversprechende Entwicklung. Es bleibt spannend.

Spermidin bei Querschnittslähmung und Schädel-Hirn-Trauma

Schädel-Hirn-Traumata (Verletzungen) sind für die Betroffenen schreckliche Ausgangspunkte für eine nachhaltige Heilung. Die Untersuchungen am Sehnerv zeigen, dass Nerven durch Spermidin wieder repariert werden können.

Wenn das beim Sehnerv funktioniert, dann sollte es bei allen Nerven funktionieren. Dieser Gedanke führt uns zur posttraumatischen (nach einem Unfall) Querschnittslähmung. Besteht die Möglichkeit, dass das auch im geschädigten Rückenmark funktioniert?

Erste Versuche im Tiermodell zeigen ein Einwachsen neuer Nerven nach Nervdurchtrennung. Studien am Menschen sollten kein Problem darstellen. Man bräuchte nur zur bisherigen Standardtherapie Spermidin (z. B. in Form von Weizenkeimen) zuzuführen und das Ergebnis nach 3 Monaten zu evaluieren. Das ist doch ein hoffnungsvoller Ausblick für alle Menschen, wie z. B. Motorradfahrer, bei denen durch einen Unfall Nerven durchtrennt wurden.

» *Diesen Therapieansatz sollte/müsste man nicht nur bei Querschnittslähmungen versuchen, sondern auch bei der Autoimmunerkrankung Multiple Sklerose, bei der die Isolierschicht der Nervenfasern zerstört wird.* «

Die Wiener Demenz-studie mit Spermidin

Thomas Pekar, Reinhart Jarisch

Der Grazer Biochemiker Madeo hat in Studien mit der Fruchtfliege (Drosophila melanogaster) festgestellt, dass es bei Zufuhr von Spermidin nicht nur zu einem Sistieren (Stoppen) der Altersdemenz kommt, sondern dass die Altersdemenz reversibel wurde. Wissenschaftler der Freien Universität Berlin und der Universität Graz zeigten, dass altersbedingte Vergesslichkeit bei Fruchtfliegen durch die Fütterung mit Spermidin verhindert werden kann.

Nun habe ich (Reinhart Jarisch) als Medizinstudent genetische Untersuchungen mit der Fruchtfliege gemacht. Die Fliege war mir also schon bekannt. Winzer sagen zur Fruchtfliege Essigfliege. Da ich auch Winzer bin, habe ich öfters Kontakt mit der Fruchtfliege. Da sich die Fruchtfliege über Jahrzehnte in der medizinischen Forschung bewährt hat, war sofort klar, was zu tun ist.

Zur Erinnerung: Spermidin kommt im Rotwein und unter anderem in Weizenkeimen vor, die sich hervorragend zur Therapie eignen. Gesunde Zellen nutzen die Autophagie (Seite 14), um beschädigtes Zellmaterial und Abfallprodukte des Zellstoffwechsels abzubauen. Dieser Prozess wird durch den Stoff Spermidin aktiviert.

Spermidin und kognitive Fähigkeiten

In verschiedenen Vorversuchen bei Personen über 60 Jahre konnten wir nach Gabe von Weizenkeimen nach 2 Wochen eine Besserung des Erinnerungsvermögens feststellen.

In einer Pilotstudie mit 85 männlichen und weiblichen Teilnehmern (Bewohner der Gepflegt-Wohnen-Heime, Seite 116)

1. Der Spermidinspiegel im Blutserum (SPD) nimmt mit dem Alter ab

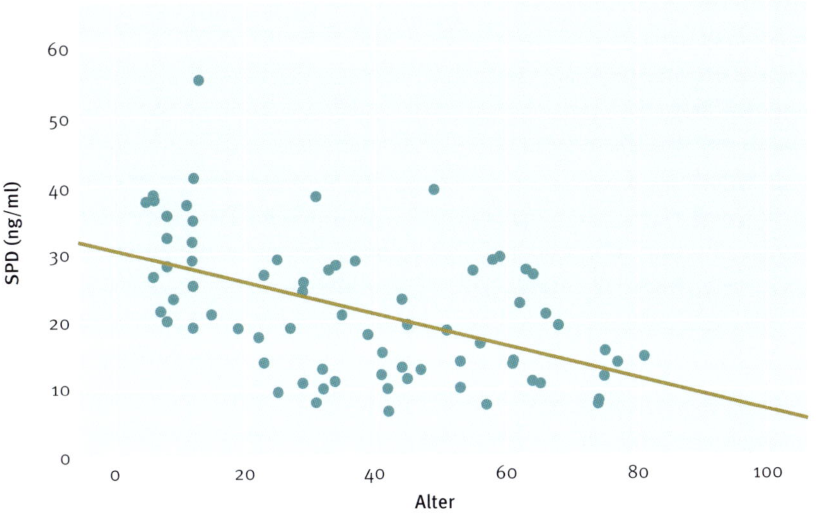

2. Spermidinspiegel im Blutserum (SPD) bei Gruppe A (höhere Spermidinzufuhr) und Gruppe B (geringere Spermidinzufuhr)

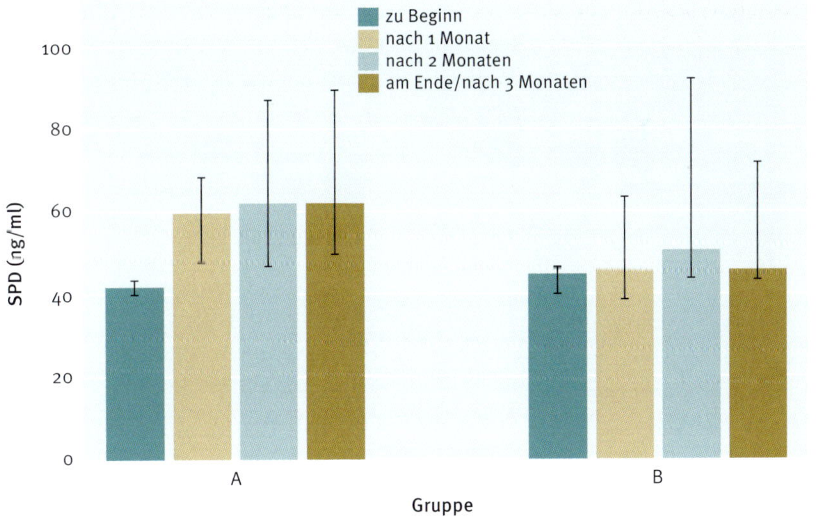

1. Mit zunehmendem Alter nimmt der Spermidinspiegel ab.

2. Serumspermidingehalt im Verlauf von 4 Messzeitpunkten: zu Beginn, nach 1 Monat, nach 2 Monaten, am Ende/nach 3 Monaten.

konnten wir eine hochsignifikante altersabhängige Abnahme des Spermidinspiegels feststellen ($p < 0{,}001$: Abb. 1). In dieser Studie wurde ebenfalls bereits ein Zusammenhang zwischen dem Spermidinspiegel und dem Testergebnis im MMS-Test beobachtet.

In der folgenden Doppelblindstudie mit 2 Gruppen, die unterschiedlich viel Spermidin erhielten, konnten wir zeigen, dass ein Anstieg des Spermidinspiegels im Blut nur bei entsprechend hoher Dosierung erfolgt ($p < 0{,}001$). Dazu erhielten 85 Bewohner (Durchschnittsalter 83,1 Jahre) in fünf Seniorenheimen in der Steiermark (Gepflegt Wohnen) Brötchen mit Spermidinzusatz.

- Gruppe A erhielt zum Frühstück jeweils ein Körnerbrötchen mit Weizenkeimzusatz. Weizenkeime sind die Nahrungsmittel mit dem höchsten Spermidingehalt (24,3 mg/100 g). Das Körnerbrötchen enthielt 3,3 mg Spermidin.
- Gruppe B verzehrte zum täglichen Frühstück jeweils ein Körnerbrötchen mit Weizenkleiezusatz. Dieses Körnerbrötchen enthielt 1,9 mg Spermidin.

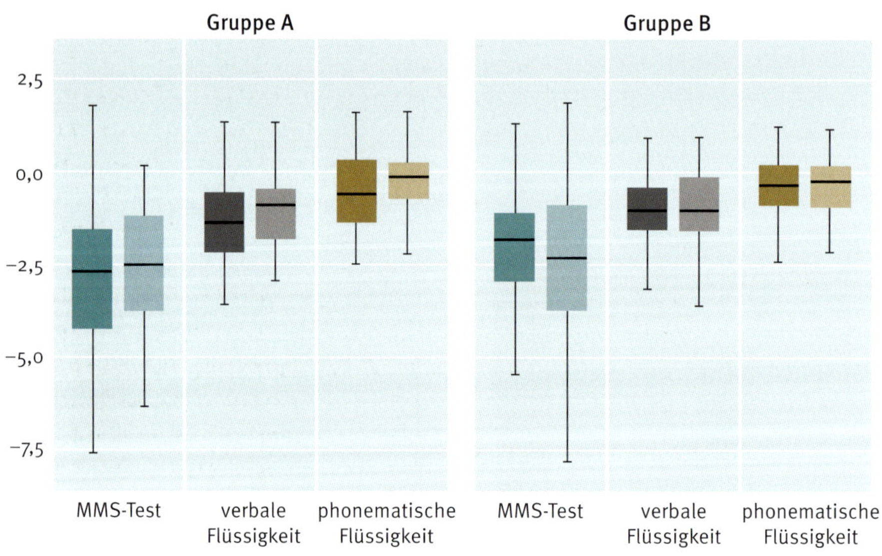

3. CERAD-Plus-Testergebnisse (Z-Werte) vor (dunkle Farbe) und am Ende der 3-monatigen Studiendauer (helle Farbe) im Bereich MMS-Test (blau), verbale Flüssigkeit (grau) und phonematische Flüssigkeit (beige) bei Gruppe A und B.

Dadurch wurde in Gruppe A die tägliche Spermidinzufuhr um 35 % gesteigert und in Gruppe B um 20 %.

Nach einem Monat kommt es zu einer sogenannten Plateaubildung (A, höhere Spermidinzufuhr); bei niedrigerer Spermidinzufuhr (B) bleiben die Werte gleich, wie die Abbildung 2 zeigt.

Bei der Blutabnahme zu Beginn der Studie wurden neben der Spermidinkonzentration auch die Blutspiegel von Folsäure, Vitamin B_{12} sowie die Schilddrüsenparameter bestimmt, da auch diese Parameter die kognitiven Fähigkeiten beeinflussen können.

Testergebnisse

Zu Beginn und am Ende der Studie wurde eine CERAD-Plus-Testbatterie durchgeführt. Die prominentesten Ergebnisse sind in Abbildung 3 zusammengefasst. Beim Vergleich des CERAD-Plus-Gesamtergebnisses verbesserte sich Gruppe A (höhere Spermidinzufuhr) um 6,25 Punkte und Gruppe B (geringere Spermidinzufuhr) um 4,0 Punkte.

Beim MMS-Test wurden beeindruckende Resultate erzielt, und zwar bei den Teilnehmern, die noch nicht unter ausgeprägten kognitiven Defiziten litten. Dies wurde deutlich, nachdem wir die teilnehmenden Personen nach dem Ergebnis des MMS-Tests in Untergruppen eingeteilt hatten. Beim MMS-Test kann man maximal 30 Punkte erzielen. Die Studienteilnehmer gruppierten sich folgendermaßen ein:

- keine Demenz (MMS-Test-Wert > 26): 23 Teilnehmer
- milde Demenz (MMS-Test-Wert 21–26): 35 Teilnehmer
- moderate Demenz (MMS-Test-Wert 12–20): 22 Teilnehmer
- ausgeprägte Demenz (MMS-Test-Wert < 12): 5

CERAD-Plus-Testbatterie

Dies ist eine neuropsychologische Testbatterie mit folgenden sieben Testbereichen:

- verbale Flüssigkeit: Dieser Test misst einerseits Störungen in der verbalen Produktion, andererseits ist es ein Test zur Untersuchung des semantischen Gedächtnisses und der Sprache.
- Boston-Naming-Test: Dieser Test untersucht die sprachliche Fähigkeit der Testperson, Objekte, die als Strichzeichnungen vorliegen, zu benennen.
- Mini-Mental-Status-Test (MMS-Test, Seite 22)
- Wortliste lernen, abrufen und wiedererkennen
- Figuren zeichnen und abrufen
- Trail Making Test A, B
- phonematische Flüssigkeit

Signifikante Verbesserungen der Gedächtnisleistungen fanden sich in den Gruppen »keine Demenz« und »milde Demenz« ($p < 0{,}02$).

In den Gruppen »moderate Demenz« und »ausgeprägte Demenz« kam es zu keiner Verbesserung bzw. teilweise zur Verschlechterung im MMS-Test.

» *Unseres Wissens ist das die erste größere Doppelblindstudie, die eine signifikante Verbesserung um mehr als 2 Punkte im MMS-Test zeigen konnte.* «

Da die besseren Ergebnisse (Teilnehmer waren zwischen 60 und 90 Jahre alt) in den jüngeren Altersgruppen zu finden waren und in den Gruppen »ohne Demenz« bzw. «milder Demenz«, heißt das im Umkehrschluss, dass man jedem Menschen über 60 Jahre eine konstante (tägliche) Einnahme von Spermidin (Weizenkeime) empfehlen kann. Bewährt haben sich 2 Esslöffel Weizenkeime mit z. B. Milch oder Joghurt verrührt.

Fortsetzungsstudie

Die eigentliche Studie wurde nach 3 Monaten beendet. Allerdings führten wir die Therapie dann auch bei jenen Personen weiter, die weniger Spermidin in den Brötchen hatten (Gruppe B). Eine weitere Auswertung erfolgte nach 3 bzw. 4 Monaten in je einem Seniorenheim (siehe auch Kapitel »Was spermidinreiche Kost für die geistige Fitness bringt«, Seite 116).

Dabei zeigte sich ein Anstieg des MMS-Test-Wertes von 15 bzw. 17 auf jeweils 20 Punkte. Also ein Anstieg um 3 bzw. 5 Punkte (Abb. 4). Das ist ein beachtliches Ergebnis, wenn man bedenkt, dass sich mit Medikamenten, die speziell zur Behandlung von Demenz entwickelt und verordnet werden (Antidementiva, Seite 21), nur eine Steigerung von maximal 1,37 Punkten erreichen lässt!

Das heißt, eine moderate Demenz näherte sich einer milden Demenz (moderate Demenz (MMS-Test: 12–20), milde Demenz (MMS-Test: 21–26). Das untermauert den Erfolg der spermidinreichen Kost deutlich. Interessant ist, dass der Medianwert beider Seniorenheime den Wert 20 erreichte.

» *Diese Besserungsrate liegt weit über den bisher mit Medikamenten erreichten Werten. Darüber hinaus sind spermidinreiche Weizenkeime ein Nahrungsmittel, können im Bioladen, Reformhaus oder anderen gut sortierten Geschäften und über das Internet gekauft werden und haben keine Nebenwirkungen.* «

Da die Versorgung in den Seniorenheimen »Gepflegt Wohnen« mit spermidinhaltigen Backwaren weiter durchgeführt wird, bleibt es spannend, ob eine weitere Steigerung möglich ist.

4. Wert des Mini-Mental-Status-Tests (MMS-Test) zu Beginn und am Ende der Fortsetzungsstudie

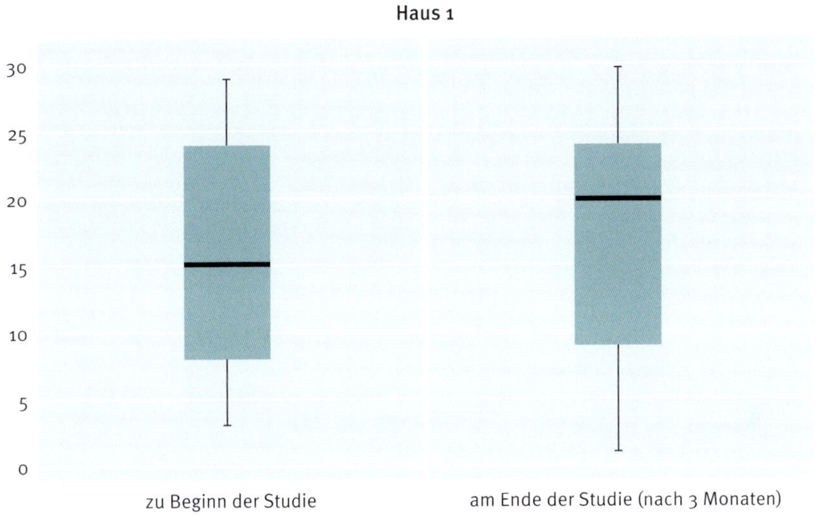

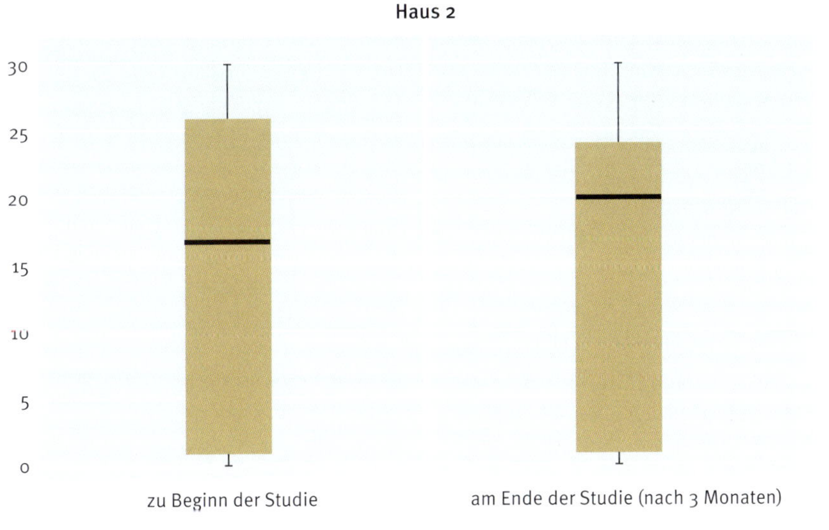

4. Ergebnisse der Fortsetzungsstudie: Der MMS-Test-Wert verbesserte sich in Haus 1 und 2 von 15 bzw. 17 auf jeweils 20 Punkte.

Spermidin bei Asthma bronchiale

Felix Wantke

Asthma und Demenz vom Alzheimer-Typ haben auf den ersten Blick nichts miteinander zu tun. Asthma, eine chronische inflammatorische Erkrankung der Bronchien, tritt zumeist bei Kindern, Jugendlichen und jungen Erwachsenen auf; Morbus Alzheimer verbinden wir mit fortgeschrittenem Lebensalter. Allerdings findet sich sowohl bei Asthma bronchiale als auch bei Morbus Alzheimer eine chronische Entzündungsreaktion.

Asthma bronchiale kann offenbar nicht vor Demenz schützen, da Analysen bei Asthmatikern, aber auch bei COPD (Chronic Obstructive Pulmonary Disease)-Patienten ein zirka doppelt so hohes Risiko als bei Kontrollpersonen fanden. Interessanterweise geht aber eine gute Asthmakontrolle mit einer geringeren Demenzrate einher.

Morbus Alzheimer ist nach derzeitigem Wissenstand unheilbar, somit zielt die Behandlung auf das Verlangsamen der Krankheitsprogression ab. Die Demenz vom Alzheimer-Typ wird medikamentös und mit Physiotherapie und gedächtnisstützenden Beschäftigungstherapien behandelt. An einer passiven Immunisierung gegen beta-Amyloid wird gearbeitet.

Antientzündliche Therapie mit Montelukast

Bei Asthma und Alzheimer finden wir ähnliche Entzündungsmechanismen. Bei beiden Erkrankungen spielen die Leukotriene (entzündungsfördernde Botenstoffe) eine Rolle. Daher könnte ein bei Asthma wirksamer Leukotriengegenspieler (Leukotrien-Antagonist) vielleicht auch gegen Alzheimer hilfreich sein.

Der Leukotrienantagonist Montelukast ist in der Asthmabehandlung als eher schwach antientzündlich wirkende Substanz bekannt. Bei Alzheimer-Tiermodellen zeigten sich viel versprechende Effekte:

In einem Mausexperiment konnte gezeigt werden, dass die Neuroinflammation durch Gabe von Montelukast signifikant gesenkt werden konnte. Zusätzlich wurde das Absterben der Nervenzellen gebremst. Klinisch zeigten die mit Montelukast behandelten Mäuse eine deutlich verbesserte Lern- und Gedächtnisleistung im Morris-Water-maze-Test. Dieses System besteht aus einem kleinen Schwimmbecken und einer kleinen Plattform. Die Maus wird ins Wasser gesetzt und die Zeit, bis sie schwimmend die Plattform erreicht hat, gemessen. Wiederholt man dieses Experiment, so ist eine deutliche Lern- und Gedächtnisleistung zu sehen, da die Mäuse schneller die Plattform finden. Demente Mäuse benötigen für dasselbe Experiment deutlich länger. Eine Behandlung mit Montelukast kann allerdings die Lern-/Gedächtnisleistung so verbessern, dass die »dementen« Mäuse die Plattform ähnlich schnell erreichen wie ihre gesunden Kontrollen.

Eine Salzburger Forschergruppe hat das Montelukast-Experiment mit Ratten durchgeführt und konnte ähnlich gute Resultate für Lern-/Gedächtnisleistung finden. Zusätzlich konnte gezeigt werden, dass Montelukast die Neubildung von Nervenzellen bei alten Ratten anregt.

Prinzipiell wäre Montelukast eine preisgünstige und weitgehend verträgliche Substanz, die seit einigen Jahren sogar als Generikum verfügbar ist. Die Wirksamkeit von Montelukast in der Demenzbehandlung ist beim Menschen allerdings noch nicht nachgewiesen. Somit sollten Leukotrienantagonisten bei Alzheimer wirken können.

Asthma bronchiale und COVID-19

Virusinfekte sind essenzielle Auslöser von Asthmaexazerbationen (Verschlechterungen des Asthmas). Auch das Coronavirus macht hier keine Ausnahme. Inzwischen ist bekannt, dass Asthmatiker und Allergiker kein erhöhtes Risiko haben, an COVID-19 zu erkranken; möglicherweise gehört aber die sehr kleine Gruppe der schweren Asthmatiker (< 5 %) zu den Risikopatienten.

Obwohl man Daten aus Amerika aufgrund der komplett unterschiedlichen medizinischen Versorgung nicht mit Europa und schon gar nicht mit Österreich oder Deutschland vergleichen kann, zeigt sich bei Asthmatikern keine höhere Hospitalisierungsrate als bei Nicht-Asthmatikern. Auch die Gabe von inhalativem Steroid oder die orale Kortisongabe führten zu keiner höheren Hospitalisierungsrate.

In dieser Studie waren 14 % der aufgenommenen Patienten Asthmatiker.

Mundnasenmasken

Die allgemeinen Schutzmaßnahmen im Rahmen der Pandemie, insbesondere das Tragen von Mundnasenmasken und die Abstandsregeln, haben aber generell zu einer deutlichen Reduktion von viralen Infekten geführt. So sind etwa die Influenzazahlen massiv zurückgegangen. Aus allergologischer Sicht ist das Tragen von Mundnasenmasken generell von Vorteil, da Pollen, aber auch kleinere Allergene wie Hausstaubmilben oder Katzenallergene die Masken nicht passieren können. Somit ist das Tragen von Mundnasenmasken ein einfacher, billiger, wirksamer und praktisch nebenwirkungsfreier Schritt zu weitgehender Allergenkarenz. Da eine unbehandelte allergische Rhinitis das Asthma verschlechtert, bringt die Mundnasenmaske sowohl für allergische Rhinitis als auch Asthma praktisch nur Vorteile, solange die Maske getragen wird.

Asthmatherapie mit Biologicals

Schweres Asthma ist selten, aber wahrscheinlich aufgrund der stärkeren bronchialen Entzündung und der schlechteren Lungenfunktion ein Risikofaktor bei einer COVID-Erkrankung. Wie mit Patienten, die Biologicals (anti-IgE, Anti IL-4/13R, anti-IL5, anti-IL5R) erhalten, vorgegangen werden soll, wird unterschiedlich interpretiert. Es besteht Konsens darüber, dass, solange keine COVID-Infektion besteht, das Biological weiter gegeben werden soll. Im Falle der Erkrankung wird einerseits das Absetzen empfohlen, andererseits die individuelle Weitergabe des Medikaments diskutiert. Immunologische Einflüsse der Biologicatherapie auf die COVID-Virusabwehr sind bisher keine bekannt, der Wissensstand ist aber naturgemäß limitiert.

Polyamine und Asthma

Obwohl Polyamine, etwa Spermidin, in hohen Konzentrationen Asthma auslösen können, stabilisiert Spermidin die Zellhomöostase durch Aktivierung eines bestimmten Enzyms, der T-Zell-Protein-Tyrosin-Phosphatase (TCPTP). Die Aktivität der TCPTP erhöht über komplizierte Mechanismen, an denen Adhäsionsproteine und Tight-junction-Proteine beteiligt sind, die Barrierewirkung von entzündungsanfälligem Epithel, wie dem asthmatisch veränderten Lungenepithel.

Inwieweit eine Spermidingabe Reparaturmechanismen im respiratorischen Epithel in klinisch relevanter Weise aktiviert, ist in der Literatur bisher nicht beschrieben.

Schutz vor Hautalterung

Florian Gruber, Christopher Kremslehner, Thomas Schwarz, Reinhart Jarisch

Wie alle Organe unterliegt auch die Haut einem Alterungsprozess. Dieser hat einen besonderen Stellenwert, da die Haut als eines der größten Grenzorgane zur Außenwelt zahlreichen exogenen toxischen Einflüssen, die nicht unerheblich zum Alterungsprozess beitragen, ausgesetzt ist. Darüber hinaus ist der Alterungsvorgang an der Haut wie bei keinem anderen Organ so sichtbar und steht daher im Zentrum der Altersforschung. Dieses Interesse wird auch von der Öffentlichkeit getrieben, da ja jeder altert, aber andere das möglichst nicht sehen sollen.

Es darf allerdings nicht vergessen werden, dass Altern ein physiologischer Vorgang ist. Dies unterfüttert die Diskussion, ob es vertretbar, gerechtfertigt und vor allem möglich ist, Alterungsprozesse, also etwas Natürliches, zu verhindern bzw. zu verzögern.

Die Altershaut ist gekennzeichnet durch Faltenbildung, Schlaffheit und Trockenheit. Zusätzlich steigt die Zahl sowohl gut- als auch bösartiger Neubildungen. Bei Letzteren spielt die chronische Sonnenexposition eine wesentliche Rolle. Darüber hinaus nehmen die Funktionen ab, z. B. sinkt die Barrierefunktion, was verminderten Schutz bedeutet. Auch verzögerte Wundheilung und verringerte Fähigkeit zu Entzündungs- und Abwehrreaktionen sind Folgen des Alterungsprozesses.

Forschung zur Hautalterung

Beginnen wir mit dem verständlichen Wunsch, die sichtbaren Zeichen der Hautalterung zu vermindern. Der Markt, der sich zur Befriedigung dieses Wunsches auftut, ist enorm. Die potenziellen Nutzer sind in unserer gut aufgeklärten Gesellschaft jedoch kritisch bezüglich der tatsächlichen Wirksamkeit von Hautpflegeprodukten. Dieses gerechtfertigte Bedürfnis nach Belegen für eine Wirksamkeit der Hautpflege-Inhaltsstoffe wird in den westlichen Industrienationen durch die regulatorischen Behörden abgesichert. Als erfreulichen Nebeneffekt der Forschung an Wirknachweisen wurde dadurch ein Zweig der Forschung zur Hautalterung mitbefeuert. Gemeinsam mit der biologischen Grundlagenforschung zum (Haut-)Altern und der Forschung, die sich aus den medizinischen Fragestellungen zur Hautalterung ergibt, wurden den letzten zwei Jahrzehnten beachtliche Fortschritte im Verständnis der Hautalterung auf den Ebenen des Organismus, des Gewebes und auf zellulärer Ebene gemacht.

Für Zugewinne im ganzheitlichen Verständnis der Hautalterung ist das Zusammenspiel von reiner Grundlagenforschung mit medizinischer und (Kosmetik-)Industrie-getriebener Forschung von großem Nutzen. Die angewandte industriegetriebene Hautalterungsforschung erlaubt mit ihren finanziellen Möglichkeiten eine große kritische Masse an Forschung. Sie ist thematisch auf die Haut des Menschen eingeschränkt, da jegliche Forschung an Kosmetika in anderen Organismen durch entsprechende Gesetze weltweit schon lange unterbunden wird. Diese Einschränkung hat aber aus praktischen Gründen dazu geführt, dass sehr elaborierte organotypische Hautmodelle (das sind dreidimensionale rekonstruierte Gewebemodelle mit lebenden menschlichen Hautzellen) entwickelt wurden, die auch von Grundlagenforschern genutzt werden. So konnten grundlegende Fortschritte zum Verständnis der Funktion der Haut in der Alterung durch unabhängige Grundlagenforschung und medizinische Forschung gemacht werden. Passend zum Thema dieses Buches werden wir das Augenmerk auf die Prozesse legen, die auch durch Spermidin beeinflusst werden können.

Wie ist die Haut aufgebaut?

Die Haut ist ein komplexes Organ, das aus einer Schicht subkutanen Fettgewebes, der darüberliegenden Dermis und zuletzt der äußersten Schicht, der Epidermis, besteht. Die Haut bildet auch Anhangsgewebe wie Haarfollikel, Nägel sowie Talg- und Schweißdrüsen aus, die in der Dermis verankert sind. Jede dieser Schichten und Anhänge trägt zu den Funktionen der Haut bei. So wirkt das Fettgewebe als Temperaturisolierung, aber auch als Nährstoffspeicher. Die darüberliegende Dermis wiederum besteht hauptsächlich aus einem Netzwerk von elastischen und stabilisierenden Fasern, die vom dort vorherrschenden Zelltyp, den Fibroblasten, aus Proteinen (hauptsächlich Kollagen und Elastin) und aus verzweigten Zuckermolekülen gebildet werden. In dieses Netzwerk aus Fasern, das auch als Matrix bezeichnet wird, sind die Blutgefäße eingebettet, die Sauerstoff, Nährstoffe und bei Verletzungen auch die Zellen des Immunsystems in das Gewebe transportieren. Die Dermis ist aber auch Sitz von Nervenendungen, die Wahrnehmungen über Temperatur, Berührung und Schmerz melden.

Die äußerste Schicht der Haut, die Epidermis, ist über eine Membran an der Dermis befestigt. Die Epidermis besteht aus sehr dicht gereihten Zellen, hauptsächlich aus Keratinozyten. Diese teilen sich in hoher Frequenz, solange sie sich in der untersten Schicht, an der Membran, befinden. Während eine Tochterzelle meist an der Membran verankert bleibt, beginnt die andere Tochterzelle eine unaufhaltsame Verwandlung und »reist« zur endgültigen Außenseite des Organismus. Dieses Verwandlungsprogramm, das »terminale Differenzierung« genannt wird, baut die zunächst noch lebenden Zellen allmählich in flache Ziegelchen um, die von einer Art flüssigem Mörtel aus Fett umhüllt sind. Am Ende dieses Prozesses leben diese Zellen nicht mehr, verhornen immer mehr – (Hornhaut!) – und werden von der Körperoberfläche abgeschilfert. Diese Entwicklung der Keratinozyten von der lebenden Tochterzelle zur Schuppe dauert we-

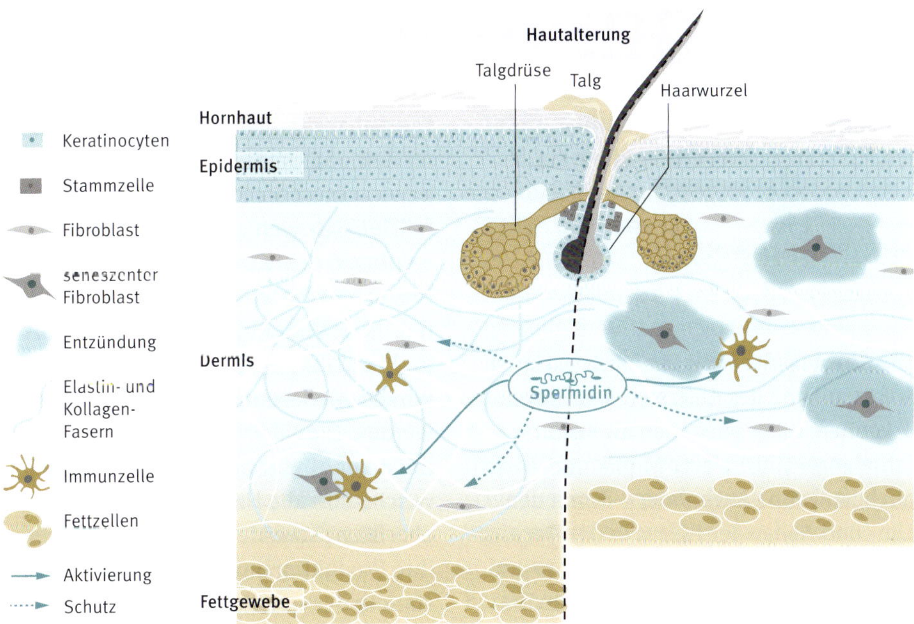

Aufbau der Haut und Veränderungen bei der Hautalterung.

UV-Schäden der Haut

In chronisch sonnenexponierter Haut kommen neben den beschriebenen Alterungsprozessen noch die durch die UV-Strahlung hervorgerufenen Veränderungen hinzu wie punktuelle Hyper- und Hypopigmentierungen, eine Verklumpung der elastischen Fasern (Elastose), die zu einem kopfsteinpflasterartigen Relief mit bräunlich-(zitronen)gelblicher Verfärbung und tiefen Furchen führt, erweiterte Blutgefäße und natürlich Hautgewächse. Letztere umfassen gutartige Neubildungen (seborrhoische Warzen, auch als Alterswarzen bezeichnet), aber auch bösartige wie Plattenepithelkarzinome mit ihren Vorläufern, den aktinischen Keratosen. Hyperpigmentierungen (Lentigines solares, Sonnenflecken) tragen ebenfalls zum bunten Bild bei. Diese kosmetisch zwar störenden, aber harmlosen Pigmentveränderungen sind von der bösartigen Lentigo maligna, dem Vorläufer des (Lentigo maligna) Melanoms, abzugrenzen.

Epidermis durchlaufen und dabei sterben, Schäden an der Erbsubstanz nicht so stark ins Gewicht fallen wie bei langlebigen Zellen. Die Letzteren könnten noch mehrere Generationen an Tochterzellen im Gewebe hinterlassen und etwaige Fehler in der Erbsubstanz an diese »vererben«. Dies kann weitreichende Fehlfunktionen wie etwa deren unkontrolliertes Wachstum (und damit Tumoren) verursachen.

Alterung von Fibroblasten in der Dermis

Fibroblasten sind der häufigste Zelltyp der Dermis und ihr Altern trägt auf vielfache Weise zur sichtbaren Hautalterung bei. Man kann Fibroblasten in der Labor-Zellkultur zum Altern bringen: Entweder indem man sie sich über mehrere Monate hinweg teilen und weiter teilen lässt, bis ihre natürliche Teilungsfähigkeit erschöpft ist (siehe Kasten). Dann haben die Zellen das Stadium der »replikativen Seneszenz« erreicht. Oder man kann die Seneszenz durch »Stress« auslösen, wenn die Fibroblasten beispielsweise UV-Licht, Oxidanzien oder Chemikalien, wie sie in der Chemotherapie eingesetzt werden, ausgesetzt werden. In diesem Fall spricht man von »stressinduzierter frühzeitiger Seneszenz«, und in diesem Szenario werden ja Umweltfaktoren simuliert, die auch die Gewebealterung beschleunigen. Es deutet sich dadurch auch schon eine wichtige positive Funktion der Seneszenz an, nämlich dass dadurch die Teilung beschädigter Zellen beendet wird, um die

Vermehrung von eventuell mutierten Zellen zu begrenzen.

Seneszente Zellen der Dermis werden (im Zellkulturgefäß) sehr groß und sehen im Mikroskop »zerfleddert« aus. Die wichtigsten funktionellen Veränderungen sieht man allerdings nur mit molekularbiologischen Methoden und in funktionellen Tests. Diese offenbaren, dass die gealterten Fibroblasten nicht mehr die »Qualitätssicherung« ihrer Bestandteile aufrechterhalten können. Das führt dazu, dass die Proteine in und außerhalb der Zellen nicht mehr korrekt gefaltet und geordnet werden und teilweise mit Zuckern und Lipiden (Fetten) vernetzt oder »verklebt« werden. Das Resultat dieser Fehlfunktion wiederum kann man mit bloßem Auge in der gealterten Haut sehen, denn das sogenannte Lipofuscin bildet große unlösliche Komplexe und trägt zu den Farbveränderungen und den Pigmentstörungen bei.

Eine andere zunächst unsichtbare Konsequenz der zellulären Alterung ist, dass seneszente Fibroblasten beginnen, Enzyme und Signalstoffe auszusenden. Die wahrscheinlichste Erklärung für dieses Verhalten ist, dass die gealterten Zellen dem Immunsystem ein »Finde mich und friss mich«-Signal senden wollen, denn das Verweilen der seneszenten Zelle erfüllt keine Funktion mehr im Gewebe; im Gegenteil, ein langes Verweilen richtet sogar Schäden an. Denn die Signalstoffe für die Zellen des Immunsystems erzeugen nichts anderes als eine (schwache) Entzündung, während die Enzyme die Matrix, das Bindegewebe aus Kollagen und Elastin, lockern und auflösen, damit die Immunzellen leichter zur seneszenten Zelle gelangen können, die ja entfernt werden soll. Je länger solche Signale aber ausgesendet werden, desto mehr wird das Gewebe zerstört, und das trägt dann wieder zu den gut sichtbaren Alterungsmerkmalen in hängenden Hautlappen und Falten bei.

Alterung und Seneszenz in der Epidermis

Die Keratinozyten der Epidermis regenerieren sich aus Stamm- und Vorläuferzellen. Der »Nachschub« an differenzierenden Zellen, welche die Barriere bilden, ist in der Alterung nicht stark rückläufig, denn das hätte fatale Folgen – ein plötzliches Verschwinden der Hautbarriere wäre mit Sicherheit tödlich. Was jedoch in der Alterung der Haut deutlich schlechter funktioniert, ist die Wundheilung und die Wiederherstellung der Hautbarriere, wenn diese lokal zerstört wurde. Dies scheint ein Resultat der reduzierten und schlechter koordinierten Zellteilung aus den Vorläuferzellen zu sein. Wenn man die Keratinozyten der Epidermis in Zellkultur seneszent werden lässt, erfolgt dies viel schneller – also nach weniger Zellteilungen – als bei den Fibroblasten, weil für diesen Zelltyp im Kulturgefäß der Nachschub aus den Vorläuferzellen nicht

Die Telomere bestimmen die Teilungsfähigkeit der Zellen

Jede Zelle, mit Ausnahme von Stammzellen, hat nur ein bestimmtes Teilungspotenzial. Bestimmt wird dieses durch die Telomere. Mit jeder Zellteilung werden die Telomere verkürzt. Wird eine bestimmte Länge unterschritten, kommt es zum Zelltod. Telomere werden daher auch als Uhr des Genoms bezeichnet. Wie lang die Telomere sind und wie rasch sie verkürzt werden, hängt vom Zelltyp ab, es scheint aber auch eine gewisse individuelle Disposition zu geben. Zu einer Verkürzung der Telomere tragen exogene Einflüsse, sogenannte Noxen, bei wie z. B. Sauerstoffradikale oder andere toxische Stoffwechselprodukte (Metaboliten). Diese entstehen auch bei physiologischen Prozessen und werden von Entgiftungssystemen eliminiert. Je effizienter diese Systeme sind, umso länger kann eine Zelle überleben bzw. ihrer Funktion nachkommen. Die Gene, die für diese zellulären Schutz- und Stressreaktionen verantwortlich sind, werden auch Gerontogene genannt. Dazu gehören neben den Entgiftungsgenen (Detoxifikationsgene) auch Reparaturgene. Deren Effizienz determiniert die Langlebigkeit einer Zelle, das heißt, die Gene bestimmen, wer besonders alt wird. Dieses Konzept ist Grundlage der deterministischen Alterungstheorie.

mehr gut funktioniert. Für eine einwandfreie Funktion des Zusammenspiels aus Stamm-/Vorläuferzellen und sich schnell teilenden differenzierenden Keratinozyten ist also offenbar die korrekte Verankerung der Stammzellen im Gewebe notwendig, und dies kann in Zellkultur nicht vollständig simuliert werden.

In histologischen Schnitten von geriatrischer Haut bei Mensch und Maus findet man seneszente epidermale Zellen viel seltener als seneszente Zellen der Dermis, was man eventuell darauf zurückführen kann, dass in der Epidermis die seneszenten oder anderweitig beschädigte Zellen dadurch »entsorgt« werden könnten, dass sie mit den differenzierenden Zellen in die verhornten, toten Schichten geschoben werden.

Molekulare Mechanismen der Hautalterung

Die molekularen Mechanismen der Hautalterung sind sehr komplex. Die Haut ist kein statisches Organ, sondern permanent im Umbau. Die Zellen der Epidermis sind sehr teilungsaktiv, das Bindegewebe im Korium wird konstant umgebaut. Der Abbau von Bindegewebsfasern erfolgt durch Enzyme, sogenannte Matrixmetalloproteinasen (MMP), die die Fasern verdauen. Im Gegenzug werden von den Bindegewebszellen (Fibroblasten) permanent neue kollagene und elastische Fasern aufgebaut. Um einen überschießenden Abbau des Bindegewebes durch MMP zu verhindern, existieren Inhibitoren der MMP, sogenannte TIMP (tissue inhibitors of matrixmetalloproteinases). Ein Gleichgewicht zwischen MMP und TIMP sorgt für die Homöostase gesunder Haut. MMP werden durch UV-Strahlung aktiviert, was den Bindegewebsabbau nach chronischer Sonnenexposition zur Folge hat. Die UV-induzierte Alterung (Seite 44) nimmt somit ihren Lauf. Die Aktivierung der MMP durch UV-Strahlung erfolgt z.T. über die Bildung von Sauerstoffradikalen. Obwohl komplexe Entgiftungssysteme (Glutathiontransferase, Katalase etc.) für den konstanten Abbau der Radikale sorgen, tragen Radikale zur sukzessiven Akkumulation geschädigter Moleküle bei. Ist der daraus resultierende Funktionsverlust irreparabel, geht die Zelle in den Zelltod (Apoptose). Zunehmende Schädigung zellulärer Bestandteile durch Radikale wird als zusätzlicher wesentlicher Mechanismus der Alterung vermutet (Schadensanhäufungstheorie). Diesem Konzept liegt die Annahme zugrunde, mit Antioxidanzien den Alterungsprozess zu verhindern bzw. verlangsamen zu können, zumal die Entgiftungssysteme mit zunehmendem Alter auch an Wirksamkeit verlieren.

Die »Radikalhypothese« ist aber nicht unumstritten: Die Überexpression von antioxidativen Schutzenzymen in Tiermodellen hat nicht zu deren Lebensverlängerung bzw. Verjüngung geführt. Eine komplette Unterdrückung der Bildung von Radikalen ist vermutlich sogar kontraproduktiv, da die Bildung von Radikalen auch ein physiologischer Vorgang ist (Radikalparadoxon). Unbeirrt wird aber das Konzept der Verjüngung mit Antioxidanzien verfolgt und auch vermarktet. Kaum ein Anti-Aging-Kosmetikum nimmt nicht in Anspruch, Antioxidanzien zu enthalten. Die Fragen der Stabilität, der Penetration und vor allem der notwendigen Konzentration in der Haut sind weitgehend ungelöst.

» *Wenn Antioxidanzien in einer Creme enthalten sind oder auf einer Verpackung angepriesen werden, heißt das noch lange nicht, dass diese auch in die Haut gelangen, dort aktiv und vor allem in ausreichender Menge vorhanden sind.* «

Kosmetikindustrie und ästhetische Dermatologie

Eine unüberschaubare Anzahl von Produkten mit zahlreichen Inhaltsstoffen wird von der kosmetischen Industrie angeboten. Enthalten sind oft Vitamin-A-Säure-Derivate (Retinoide), Fruchtsäuren (α-Hydroxycarbonsäuren), Vitamine, Spurenelemente und Antioxidanzien. Mit diesen Produkten ist eine geringe und kurzfristige Glättung der Haut z. B. durch Erhöhung der Wasserbindung in der Hornschicht zu erreichen. Fundierte klinisch-wissenschaftliche Untersuchungen liegen aber nur für das Retinoid Tretinoin vor, das ab einer gewissen Konzentration rezeptpflichtig ist.

Ziel eines chemischen Peelings ist es, durch lokale Anwendung von Chemikalien eine begrenzte oberflächliche Schädigung der Epidermis und des Koriums mit nachfolgender Regeneration zu erzielen. Man unterscheidet oberflächliche, mitteltiefe und tiefe Peels.

Mit der Mesotherapie versuchte man vor längerer Zeit, mit feinen Injektionsnadeln kleine Mengen verschiedener Substanzen in die Haut zur Behandlung unterschiedlicher Dermatosen zu applizieren. Als medizinischer Ansatz hat sie sich nicht durchgesetzt, hat aber zur Hautverjüngung Eingang in die Kosmetik gefunden. Ob das Einbringen von Cocktails aus Pflanzenextrakten, Vitaminen, Hyaluronsäure usw. mit dieser Methode wirksam, sinnvoll und vor allem unbedenklich ist, ist umstritten. Weniger problematisch ist die Mesotherapie in Form der Mikronadelung, bei der mit kleinsten Nadeln bespickte Walzen zum Einsatz kommen. Sie sollen die Neubildung von Bindegewebe anregen.

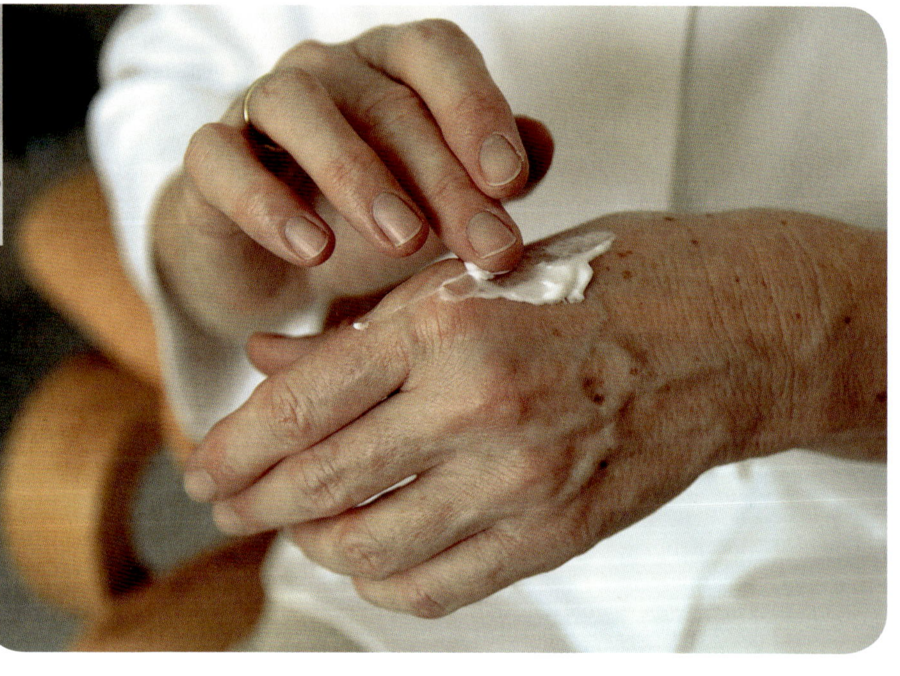

Ablative Methoden versuchen, durch eine begrenzte, unterschiedlich tiefe Zerstörung der oberflächlichen Haut eine flache Vernarbung mit folgender Hautglättung und Faltenreduktion zu induzieren. Auch Hyperpigmentierungen könne dadurch entfernt bzw. aufgehellt werden. Dies ist die Domäne der Lasertherapie. Die Anzahl von Geräten und Techniken ist unüberschaubar, ein florierender Markt. Die Wirksamkeit der Methoden ist nicht immer profund wissenschaftlich nachgewiesen.

Mit der Injektion von Botulinumtoxin (Botox) gelingt es, Mimikfalten zu glätten. Dies ist auf eine lange anhaltende, sich langsam zurückbildende Lähmung der Muskulatur zurückzuführen. Dies erklärt auch, warum Botox mehr bei mimischen (Zornesfalte) und weniger bei schlaffen Falten wirkt. Auch wenn Botox zur Behandlung der Altershaut eingesetzt wird, findet sich die Klientel mehr im jüngeren und mittleren Lebensalter (kosmetische Faltenbehandlung). Botox ist zum Inbegriff für Lifestyle-Medizin geworden.

All diese Verfahren führen natürlich immer nur zu einem vorübergehenden Effekt. Auch sind die Effekte nicht immer objektivierbar, rufen aber beim Betroffenen nicht selten Zufriedenheit mit dem Gefühl des »Sich-besser/wohler-Fühlens« hervor. Eine Verhinderung der Hautalterung ist aber mit keinem der Verfahren zu erreichen.

Die Rolle der Autophagie bei der Hautalterung

Nun möchten wir zum Spermidin und der Autophagie (Seite 14) kommen, dessen Rolle bei der Alterung der Haut erst in den letzten Jahren bekannt wurde – und klarerweise nur einen kleinen, aber interessanten Teil der Hautalterungsforschung darstellt.

Die Autophagie ist ein Prozess, bei dem Zellen Teile ihres Inhalts verdauen, dadurch recyclen und das Material in wiederverwertbare Moleküle zerlegen. Das verdaute Material können sowohl beschädigte oder im Moment nicht mehr benötigte kleine Zellbestandteile sein oder auch große Organellen, also funktionelle Einheiten in der Zelle, die mit Membranen ummantelt sind, wie etwa die Mitochondrien, die Zellkraftwerke. Die Entfernung von defekten Mitochondrien scheint eine der wichtigen Aufgaben der Autophagie zum Schutz vor vorzeitiger Zellalterung zu sein, denn defekte Mitochondrien verursachen Stress in der Zelle, indem sie Oxidanzien freisetzen. Die Autophagie kann aber auch zur Steuerung des Zellstoffwechsels dienen, wenn etwa große Mengen an Fetten schnell abgebaut werden müssen.

Da die Autophagie also mehrere charakteristische Faktoren der Alterung beeinflusst (Entfernung von Beschädigungen und Abfall, Nährstofferkennung, Oxidationskontrolle), wurde erforscht und auch nachgewiesen, dass funktionierende Autophagie in verschiedenen biologischen Modellsystemen und Organismen die (vorzeitige) Alterung verzögert und sogar die Lebensdauer verlängern kann. Es wurde aber auch entdeckt, dass üblicherweise in der Alterung von Zellen und Organismen die Effizienz der Autophagie abnimmt und diese schlechter funktioniert. Wie ist es nun um diesen »Selbstreinigungsprozess« in den verschiedenen Zelltypen der Haut bestellt?

Wirklich wirksam: konsequenter UV-Schutz und nicht rauchen!

Die Haut ist wie kaum ein anderes Organ ständig zahlreichen physikalischen und chemischen Einflüssen ausgesetzt. Ein ganz relevanter davon ist UV-Strahlung. Jeder weiß, dass der Alterungsprozess der Haut durch konsequenten Sonnenschutz verlangsamt werden kann bzw. umgekehrt exzessiver Sonnenkonsum ebenso wie Rauchen zum Fortschreiten der Hautalterung beiträgt. Unbestritten ist daher, dass durch konsequenten UV-Schutz der oxidative Stress und damit auch die Hautalterung deutlich reduziert werden kann. Auch der protektive Effekt von Nikotinabstinenz auf die Hautalterung steht außer Zweifel.

Autophagie in den Stammzellen

In den Stammzellen scheint eine funktionierende Autophagie dafür notwendig zu sein, dass kontinuierlich normal funktionierende Nachkommenzellen produziert werden können. Während Mäuse, denen die Autophagie in den Keratinozyten fehlt, zwar eine funktionelle Hautbarriere ausbilden können, scheint die Epidermis verdickt zu sein und die Talgdrüsen sind vergrößert.

Autophagie in den Keratinozyten

Auch die Keratinozyten (und deren Stammzellen) in den Haarfollikeln reagieren auf Substanzen, die die Autophagie aktivieren, wie Rapamycin oder Metformin, und stimulieren das Haarwachstum. In einem normalen, nicht gestressten Zustand wirkt sich eine defekte Autophagie aber nicht so aus wie bei Stress, etwa durch Sonnenlicht, dessen UV-Anteil sowohl das Gewebe oxidiert als auch zu DNA-Schäden führt. Nach Bestrahlung mit UV-Licht weisen Zellen oder Haut, in der die Autophagie defekt ist, einen weit größeren Schaden auf, und die Keratinozyten brauchen wesentlich länger, um diesen wieder zu reparieren und defekte Zellbestandteile abzubauen.

In den Keratinozyten der Epidermis, die sich nur noch wenige Male teilen oder die bereits begonnen haben zu differenzieren – und somit ein kurzes Ablaufdatum und den »sicheren Zelltod« als verhornte Schuppe vor sich haben, wirken sich solche Schäden naturgemäß weniger schwerwiegend aus. Dennoch kann ein Defekt der Autophagie bewirken, dass die Abwehr von bösartigen Mikroben oder die volle Aufrechterhaltung der Hautbarriere beeinträchtigt sind.

In den langlebigen differenzierten Zellen der Haut, wie etwa den Fibroblasten und den Melanozyten, ist die Autophagie jedoch sehr wichtig für die Aufrechterhaltung der Funktionalität oder gar des Überlebens. Ein Verlust kann dazu führen, dass sich giftige Abfallstoffe ansammeln, der Energiehaushalt aus dem Gleichgewicht gerät und die Zellen entweder absterben oder vorzeitig seneszent werden.

Wie zuvor erwähnt, müssen die Pigmente der Haut von den Melanozyten in die Keratinozyten der Epidermis und in die Zellen, aus denen die Haare gebildet werden, transferiert werden. Nun sind Mäuse, denen die Autophagie in den Melanozyten und den Keratinozyten fehlt, zwar nicht weißhaarig, sie zeigen aber mit zunehmendem Alter Pigmentierungsstörungen. Wie sehr die Autophagie in der menschlichen Pigmentierung im Alter und bei der Ergrauung der Haare eine Rolle spielt, ist noch nicht endgültig erforscht, aber die Daten aus der Zellkultur im Labor zeigen, dass Melanozyten mit defekter Autophagie frühzeitig seneszent werden und unter oxidativem Stress leiden.

Autophagie in den Fibroblasten

In den Fibroblasten der Haut geht in der Alterung hauptsächlich die sogenannte »Proteostase« verloren, also die Fähigkeit, die zellulären Proteine in gutem und funktionierendem Zustand zu erhalten. Diese ist für fehlerloses Funktionieren der zellulären Aufgaben und auch für die Produktion und Qualitätskontrolle der Matrix notwendig. Auch hier ist die Autophagie in ihrer Rolle als Recyclingmechanismus sehr wichtig. Defekte der Autophagie bewirken Verlust der Proteostase. Als Folge akkumulieren die Zellen fehlerhafte Proteine und schalten Alarm- und Entzündungssignale an. Dieser Zustand wiederum fördert die Zerstörung der dermalen Matrix und die Entstehung von Lipofuscin, das zu Pigmentstörungen (Altersflecken) beiträgt.

Zusammengefasst kann man aus den wissenschaftlichen Studien schließen, dass in verschiedenen Zelltypen der Haut die Möglichkeit, Autophagie zu aktivieren, wichtig für den Erhalt vieler Funktionen ist. Ist allerdings der Umkehrschluss erlaubt, also dass permanente Aktivierung der Autophagie einen Schutzeffekt oder »Anti-Aging-Wirkung« hat?

» *Autophagie ist ein sehr mächtiger zellulärer Prozess und wird normalerweise nur bei notwendigen großen Umbauarbeiten in der Zelle punktuell aktiviert – permanente Aktivität solcher Prozesse ist üblicherweise nicht von Vorteil.* «

Beobachtet wurde konstitutive Autophagie in Tumorzellen, die dadurch wohl die Energie für extrem schnelles Wachstum generieren. Wie man die Autophagie gezielt – und nicht permanent – aktivieren kann und wie sich das auf den Alterungsprozess auswirkt, wird in verschiedenen Studien untersucht.

Intervallfasten aktiviert die Autophagie

Der wohl beeindruckendste Aktivator der Autophagie ist das Fasten (intermittierend, also z. B. jeden zweiten Tag). Beim Intervallfasten wird in den verschiedenen Geweben Autophagie als energieliefernder Prozess aktiviert. Das rhythmische Fasten wirkt in der deutlichen Mehrzahl der Studien – von niederen Organismen bis hin zu Primaten – positiv, verlängert Lebensdauer und -qualität; und die Autophagie scheint daran einen beträchtlichen Anteil zu haben.

Die Auswirkungen auf die Hautalterung beim Menschen wurden aber noch nicht hinreichend erforscht. Es werden aber auch Stoffe wie Metformin, Rapamycin und Sulphoraphan, die alle (auch) als Autophagie-Agonisten beschrieben sind, darauf untersucht, ob sie negativen Nebenwirkungen des Alterns entgegenwirken können und damit die »healthspan« (die Dauer von beschwerdefreiem Leben) verlängern können.

Spermidin: Autophagie-Aktivator und »Geroprotektor«

Im Jahr 2009 wurde von der Grazer Forschungsgruppe um Frank Madeo beschrieben, dass Spermidin in einer Vielzahl von Modellorganismen und in Zellkulturen die Autophagie (Seite 14) induzieren kann. Die Konzentration dieses Polyamins, das in allen Zelltypen vorkommt, nimmt bei der Alterung von Säugetieren inklusive des Menschen ab. Wurde es jedoch über den Nahrungsweg oder über das Zellkulturmedium zugeführt, konnte dadurch die Lebensspanne der untersuchten Spezies verlängert und Zellschäden reduziert werden. Es konnte gezeigt werden, dass die meisten der wünschenswerten Effekte durch die Aktivierung von Autophagie ausgelöst wurden. Vereinfacht gesagt, scheint Spermidin, wenn es vermehrt in der Zelle vorhanden ist, die gleichen Reaktionen auszulösen, die auch durch Fasten ausgelöst werden, also Autophagie, und damit einhergehend eine gestärkte Proteostase, Entfernung von defekten Mitochondrien, Reduktion von oxidativem Dauerstress und eine antientzündliche Wirkung.

Spermidin könnte seine Wirksamkeit als »Geroprotektor« (Substanz die die negativen Parameter der Alterung in vielen Modellen reduziert oder umkehrt und sich theoretisch therapeutisch nutzen lässt) über verschiedene Mechanismen zusätzlich zur Autophagie ausüben.

Es wurde nämlich gezeigt, dass trotz der generellen entzündungshemmenden Wirkung die Funktion von Immunzellen erhalten bleibt, welche auch für die Entfernung seneszenter Zellen wichtig ist. Außerdem erhöht Spermidin die freien Thiole und damit die körpereigene antioxidative Kapazität.

Obwohl bereits einige Nahrungsergänzungsmittel und Hautpflegeprodukte mit diesem interessanten Polyamin am Markt erhältlich sind, wird es eine zukünftige Aufgabe für die Hautalterungsforschung, die Wirksamkeit, aber auch die Risiken dieser und ähnlicher Geroprotektoren in der Haut durch biologische Grundlagenforschung aufzuklären.

Spermidin aktiviert die Autophagie, einen Stoffwechselprozess, welcher der Zelle hilft, ihre defekten Inhaltsstoffe abzubauen. Diese sammeln sich besonders bei der Alterung und wenn wir die Haut schädlichen Umwelteinflüssen aussetzen.

» *Im Alter funktioniert die zelleigene Autophagie schlechter, deswegen zielen viele Anti-Aging-Strategien darauf ab, die Autophagie auch in gealtertem Gewebe zu ermöglichen durch Aktivatoren wie Spermidin. Zusätzlich kann Spermidin helfen, die Funktion von Immunzellen im Alter zu erhalten. Diese ist wichtig, um vor Infektionen und vor Schäden durch defekte und seneszente Zellen zu schützen.* «

Die Rolle von Vitamin C beim Hautschutz

Vitamin C ist ein lebenswichtiges Vitamin; ein Mangel führt nach 1–2 Monaten zum Tode. Dieser dramatische Effekt, den massiver Vitamin-C-Mangel hat, zeigte sich schon vor Jahrhunderten in der Seefahrt. Der Britische Admiral Lord Anson verlor im Jahre 1740 auf seinen sechs Schiffen, bei einer Reise rund um die Welt, 626 von 961 Matrosen durch Skorbut. Der schottische Arzt James Lind war der Erste, der 1753 Zusammenhänge zwischen Vitamin-C-haltigen Nahrungsmitteln und Skorbut erkannte. Er konnte zeigen, dass Zitrusfrüchte Skorbut innerhalb einer Woche heilen konnten.

Diese Erkenntnis hat sich lange (wie so oft in der Medizin) nicht durchgesetzt: Ein Schiff der österreichisch-ungarischen Marine verlor um die Jahrhundertwende auf der Fahrt von Pula nach Kap Hoorn von 160 Seeleuten 100 Mann durch Skorbut.

Vitamin C spielt in der Seefahrt nicht nur bei Skorbut eine wichtige Rolle, sondern auch bei der Seekrankheit. Histamin (Seite 12) ist der wichtigste Auslöser der Seekrankheit und kann durch Vitamin C bekämpft werden. Ein Mangel an Vitamin C macht daher anfälliger für Seekrankheit. Erst 1937 konnte durch den ungarischen Nobelpreisträger Albert Szent-Györgyi die Bedeutung von Ascorbinsäure (Vitamin C) für den Skorbut aufgeklärt werden.

Daraus lernen wir, dass Vitamin C wichtig und überlebenswichtig ist. Menschen können, im Gegensatz zu vielen Tieren, Vitamin C nicht synthetisieren (selbst herstellen). Diese Fähigkeit ging im Laufe der Evolution verloren, da wir Menschen üblicherweise genügend Vitamin C durch die Nahrung zu uns nehmen. Nun sollte man meinen, dass ein Vitamin-C-Mangel heute kein Thema mehr ist. Doch das stimmt nicht!

Studie zur Vitamin-C-Versorgung: In einer deutschen Studie wurden 188 Personen bezüglich ihres Vitamin-C-Spiegels untersucht. Die mittlere Vitamin-C-Konzentration betrug 7,98 mg/l. Die Normalwerte liegen bei 5–15 mg/l. Ein niedriger Vitamin-C-Plasmaspiegel (< 5 mg/l) wurde bei 31 Personen (17,4 %) gefunden. Ein Skorbut erzeugender Wert (< 1,5 mg/l) wurde bei 6 Personen (3,3 %) ermittelt.

» *Dies zeigt, dass auch in der heutigen Gesellschaft, bei etwa 20 % der Menschen, ein erhöhter Vitamin-C-Bedarf besteht. Bemerkenswert ist auch, dass Allergiker (betrifft 25 % der Bevölkerung) einen niedrigeren Vitamin-C-Spiegel haben.* «

Allergie und Vitamin C: Wenn man nun weiß, dass es eine inverse Relation zwischen Histamin (als Auslöser der Allergie) und Vitamin C gibt, dann macht das Sinn. Denn der Körper versucht, Histamin nicht nur enzymatisch durch die Diaminoxidase abzubauen, sondern auch oxidativ durch Vitamin C. Das könnte also den Vitamin-C-Mangel bei Allergikern erklären.

Warum die Haut besonders viel Vitamin C braucht

Vitamin C findet sich im menschlichen Körper in unterschiedlichen Konzentrationen, denn es verteilt sich im Körper überraschenderweise nicht gleichmäßig. Hohe Vitamin-C-Werte finden sich in

- der Hypophyse im Gehirn (Hirnanhangsdrüse),
- der Nebennierenrinde,
- der Augenlinse (!) und
- der Haut!

Dies bedeutet, dass diese Organe Vitamin C für ihre Funktion besonders brauchen:

- Hypophyse und Nebennierenrinde benötigen Vitamin C für die Hormonfreisetzung.
- Die Augenlinse braucht Vitamin C als Antioxidans und somit Schutz gegen UV-Strahlen.
- Die Haut benötigt Vitamin C zum Schutz vor Umwelteinflüssen, hier insbesondere auch wieder vor UV-Strahlen, und für die Kollagenbildung.

» *Die hohe Konzentration von Vitamin C in der Haut bedeutet, dass Vitamin C wichtige biologische Funktionen für die Haut erfüllt.* «

Die vitale Rolle von Vitamin C für die Haut lässt sich auch anhand der Symptome erkennen, die bei einem Mangel auftreten: schlechte Wundheilung (verzögerte Kollagenbildung), Verdickung des Stratum corneum (Hornschicht = oberste Hautschicht) und subkutane (unter der Haut) Blutungen, bedingt durch Brüchigkeit und Verlust des Bindegewebes. Die Bindegewebszellen (Fibroblasten) sind von Vitamin C abhängig.

Vitamin C kann den durch UV-Strahlen hervorgerufenen Zelltod der epidermalen Zellen (oberste Hautschicht) unterdrücken. Die Melaninproduktion (führt zur Pigmentierung) kann durch Vitamin C gehemmt werden. Das heißt, dass Vitamin C in der Therapie von Pigmentflecken (Altersflecken) eingesetzt werden kann.

Der Hautalterung mit Vitamin C entgegenwirken

Wie sich die Haut beim Altersprozess verändert, wurde in den vorhergehenden Abschnitten schon ausführlich behandelt. Daher wissen wir, dass sich bei älteren Menschen öfters trockene Haut findet und die Fähigkeit, Feuchtigkeit zu speichern, verloren geht. Die Grenze zwischen Ober- und Unterhaut verflacht sich (ist im Querschnitt normalerweise wellenförmig) und die Haut zeigt eine verstärkte Brüchigkeit. Übrigens hat ein niedriger Vitamin-C-Spiegel auch einen negativen Einfluss auf die Muskelmasse (Sarkopenie, Seite 123).

Weil es so wichtig ist, wollen wir nochmal darauf hinweisen, dass der bedeutendste äußere Einflussfaktor bei der Hautalterung die UV-Strahlen sind. Die von innen kommende Hautalterung ist ein langsamer Prozess, kaum unterdrückbar und wird durch die eigenen Gene gesteuert. Es kommt zu einer Abnahme der Dicke der Unterhaut und verringerter Gefäßversorgung. Elastin und Kollagen gehen langsam, aber sicher verloren.

Wir können die Hautalterung verzögern, indem wir die Einflussfaktoren, die in unserer Hand liegen, auch wirklich zum Positiven wenden: also mit dem Rauchen aufhören, eventuelle Mangelernährung beheben und für ausreichenden UV-Schutz sorgen. Chronische UV-Bestrahlung führt zu Elastinverlust und Faltenbildungen speziell im Gesicht (äußere Augenwinkel, sogenannte Krähenfüße) sowie zu Pigmentflecken (Altersflecken). Chronische UV-Schäden der Haut finden sich deshalb häufig bei Bergsteigern, Landwirten und Seeleuten. Deshalb ist Sonnenschutz mit Lichtschutzfaktor 25 zum Schutz der Haut dringend notwendig.

UV-Licht scheint zu einer Abnahme des Vitamin-C-Gehaltes der Oberhaut (Epidermis) zu führen. Umgekehrt verhindert Vitamin C den Zelltod der Keratinozyten (bilden die Zellen der Oberhaut) und verlängert deren Überleben.

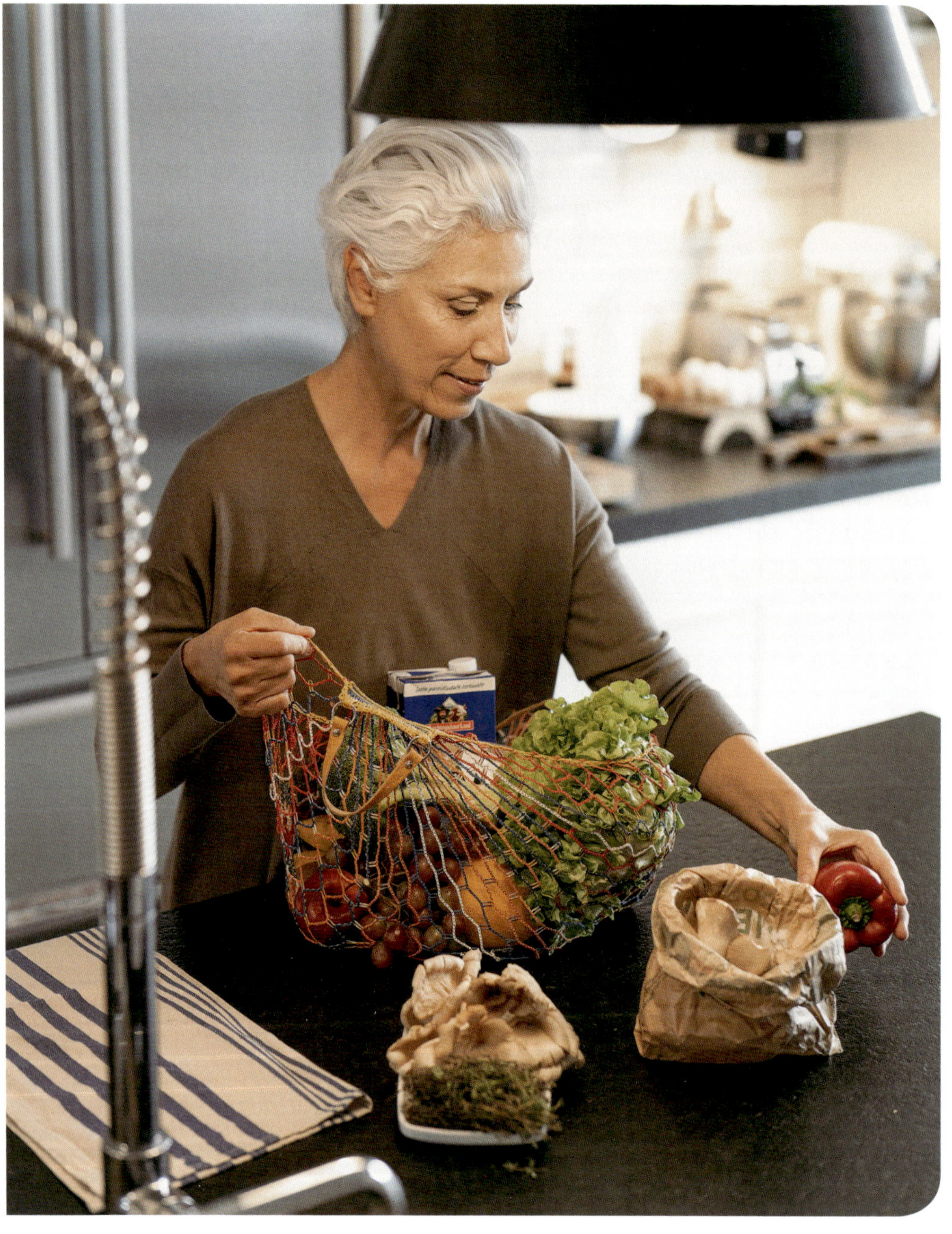

Eine topische (von außen) Behandlung der Haut sowie eine systemische (von innen) Behandlung kann helfen, die elastischen Fasern und das Kollagen wiederherzustellen.

Wie Sie sich mit ausreichend Vitamin C versorgen

Da nun Vitamin C für die gesunde Haut wichtig ist, ergibt sich die Frage der Therapie. Es gibt 4 Möglichkeiten, Vitamin C zuzuführen:

- über die Resorption durch die Mundschleimhaut,
- durch Schlucken oder Trinken (orale Aufnahme),
- durch eine intravenöse Injektion und
- über die Haut.

Am schnellsten erfolgt die Aufnahme durch eine intravenöse Injektion/Infusion. Sehr schnell ist auch die Aufnahme über die Mundschleimhaut. Bei oraler Aufnahme kann die Resorption (Aufnahme) 3–4 Stunden dauern. Das unterstreicht die Wichtigkeit der Aufnahme von Vitamin C über die Mundschleimhaut, die in etwa mit einer intravenösen Infusion vergleichbar ist. Dies kann z. B. durch Vitamin-C-haltigen Kaugummi geschehen (z. B. Sea Gum®, wirkt gegen See- und Reisekrankheit).

Der Tagesbedarf wird mit 100 mg, bei Rauchern mit 150 mg, angegeben. Tägliche Gaben bis 2000 mg (z. B. in Grippe-/Coronazeiten) sind zulässig.

Aufnahme (Resorption): Vitamin C wird von außen nur dann aufgenommen, wenn der Vitamin-C-Spiegel im Körper niedrig ist. Kosmetisch tätige Ärztinnen/Ärzte versuchen Vitamin C durch oberflächliche Injektionen in die Haut einzubringen, um Faltenbildungen zu reduzieren.

Bei Vitamin-C-Gabe von innen entscheidet der Ausgangswert: Ein vorbestehender Mangel wird ausgeglichen, aber Überschüsse relativ rasch wieder ausgeschieden.

» *Somit kann »Schönheit von innen« über die Nahrung effizienter sein als ein Aufbringen von Vitamin C auf die Haut von außen.* «

Was hilft noch gegen Hautalterung?

Weitere Therapiemöglichkeiten jenseits von Vitamin C sind Vitamin E und antioxidative Enzyme wie Superoxid-Dismutase, Katalase, Glutathion-Peroxidase und Coenzym Q10. Einige Pflanzen können als natürliche Quelle für Antioxidanzien dienen, so z. B. Grüner Tee und Aloe vera.

Hormonersatztherapie: Eine Hormonersatztherapie kann in der Menopause Hautalterungsprozesse verlangsamen. Sie kann die Hautdicke, den Kollagengehalt, die Elastizität und Feuchtigkeit der Haut verbessern. Allerdings ist das erhöhte Risiko für Brustkrebs zu bedenken.

Retinoide (Vitamin-A-Abkömmling) können den Kollagenabbau verzögern und die Dicke der Epidermis (oberste Zellschicht) vergrößern.

Papaya: In einer doppelblinden Interventionsstudie wurde fermentierter Papayaextrakt mit einem antioxidativen Cocktail bestehend aus Resveratrol (Seite 60), Selen, Vitamin E und Vitamin C bei Personen mit sichtbaren Hautalterungsveränderungen verglichen. Die Evaluierung nach 90 Tagen zeigte eine Verbesserung der Hautoberfläche, Pigmentflecke, Hautebenheit, Feuchtigkeit und Elastizität, wobei der fermentierte Papayaextrakt besser abschnitt.

Quercetin: Bei dem Krankheitsbild Werner-Syndrom, einer genetisch bedingten Erkrankung, die zu frühzeitigem Altern führt, konnte mit Quercetin eine Verzögerung des vorzeitigen Alterns erreicht werden. Ob das bei gesunden Menschen auch so ist, muss offen bleiben. Versuche am Mausmodell für das Werner-Syndrom sprechen eher dagegen.

Quercetin ist z. B. in Zwiebeln, Heidelbeeren, Schnittlauch und in einigen Apfelsorten enthalten. Dass Äpfel gesund sind, ist nicht neu, allerdings sind sie bei Fruktoseintoleranz und für Birkenpollenallergiker, bedingt durch Kreuzreaktionen, nicht verträglich.

Gesund älter werden und fit bleiben

Walter Flak, Reinhart Jarisch, Angelika Pinter

Neben dem Verzehr spermidinreicher Lebensmittel können Sie natürlich noch viel mehr tun, um geistig und körperlich gesund und fit zu werden bzw. zu bleiben.

Warum ist Anti-Aging ein so wichtiges Thema für uns?

Wir wünschen uns mentale Fitness, einen gesunden, leistungsfähigen Körper, damit der Arbeitsalltag, aber auch die zahlreichen Freizeitaktivitäten mühelos gelingen. Und wir möchten natürlich auch im höheren Alter möglichst keine oder nur geringe geistige und körperliche Einbußen hinnehmen müssen. Auch der Wunsch, dass die Alterserscheinungen, vor allem der Haut, nicht unbedingt so sichtbar sind, ist verständlich.

Beim Anti-Aging geht es nicht nur um die Ernährung, sondern um den Lebensstil ganz allgemein. Denn es ist klar, dass Ihnen die Zufuhr von Spermidin bei einem sehr stressigen, einseitigen Lebensstil nicht maximal umfänglich wird helfen können, Ihr Gedächtnis zu fördern oder Ihr Altern zu bremsen. Es ist ein Zusammenspiel vieler Faktoren, das den Erfolg ausmacht. Der Vorteil dieser neuen Orientierung ist, dass sich mit den Anti-Aging-Tipps nicht nur das Gehirn und die Haut positiv beeinflussen lassen, sondern auch alle Organe davon profitieren. Denn mit dem Begriff »Anti-Aging« ist im Grunde die Bereitschaft und Fähigkeit der Zellneubildung jeder einzelnen Zelle gemeint. Somit profitieren nicht nur die Haut- und Gehirnzellen, sondern auch sämtliche Zellen jedes Organs von wirksamen Anti-Aging-Maßnahmen.

Ihre Anti-Aging-Ernährung

Neben dem erst in jüngeren Jahren intensiv untersuchten Spermidin gibt es auch weitere Makro- und Mikronährstoffe, deren positiver Einfluss auf den Alterungsprozess im menschlichen Körper schon länger bekannt ist. Dazu zählen wertvolle mehrfach ungesättigte Fettsäuren, die Gruppe der B-Vitamine sowie das Tryptophan. Aber auch Vitamin C, Magnesium und Zink sind wesentliche Faktoren, die auf die Regeneration unseres Körpers einen positiven Einfluss haben und somit auch auf den Alterungsprozess. Wenn man es ganz genau nimmt, hat jeder essenzielle Nährstoff – davon gibt es recht viele – einen Einfluss auf den Alterungsprozess. Die Körperfunktionen beeinflussen sich gegenseitig, Ihr Hormonsystem beeinflusst das Immunsystem, dieses das Verdauungssystem und so weiter.

Aber es soll ja hier nicht um allgemein bekanntes Ernährungswissen gehen, sondern wir wollen neue, spannende Forschungserkenntnisse mit Ihnen teilen. Kommen wir also zu einer weiteren interessanten Substanz: dem Resveratrol.

Resveratrol – ein weiteres Anti-Aging-Mittel?

Resveratrol wurde erstmals bereits in der ersten Hälfte des zwanzigsten Jahrhunderts in Japan beschrieben. Seither gibt es bis heute immer wieder Versuchsvorhaben und Forschungsansätze zu Resveratrol. Diese behandeln vorwiegend Fragestellungen zum Thema Langlebigkeit sowie zu positiven und präventiven Wirkungen in Zusammenhang mit diversen Krankheitsbildern.

Doch der Reihe nach; was ist denn eigentlich Resveratrol? Es handelt sich um eine organische Verbindung aus der Gruppe der nicht flavonoiden Polyphenole. Es kommt in Pflanzen und Produkten auf pflanzlicher Basis vor. Resveratrol gehört zu den sogenannten Phytoalexinen, das sind chemische Verbindungen, die in der Regel antimikrobielle und antioxidative Wirkungen aufweisen. Diese werden in Pflanzen nach einer Infektion durch Bakterien oder Pilze gebildet, um eine weitere Ausbreitung der Keime zu verhindern bzw. zu hemmen.

In Weinreben wird Resveratrol hauptsächlich in den Blättern und Beerenschalen in Abhängigkeit vom Infektionsdruck durch falschen Mehltau oder Botrytis gebildet. Resveratrol ist gut in Alkohol und Ölen, aber nur wenig in Wasser löslich. In der Natur kommen zwei Isomere (das sind Verbindungen mit gleicher Summenformel, aber unterschiedlicher Verknüpfung oder räumlicher Anordnung) von Resveratrol vor, wobei die sogenannte trans-Form gehaltsmäßig meist gegenüber der cis-Variante überwiegt. Als Reinsubstanz wurde Resveratrol erstmals im Jahr 1963 aus den Wurzeln des Japanischen Staudenknöterichs (Reynoutria japonica) isoliert. Die Bezeichnung Resveratrol bezieht sich auf die chemische Verwandtschaft (**Res**orcine), den Gattungsnamen der Pflanze (**Veratr**um) und die Endung »-ol« für Alkohole.

Wo findet sich Resveratrol?

Resveratrol findet sich aber nicht nur im Japanischen Staudenknöterich, sondern wurde in rund 70 Pflanzenarten gefunden, wie etwa Himbeeren, Maulbeeren, Pflaumen, Erdnüssen, Weintrauben und Wein. Trotz des verbreiteten Vorkommens sind Trauben und Wein die wichtigsten Resveratrolquellen im Rahmen der Ernährung (ca. 98 %). In Weinen bewegen sich die Gehalte generell zwischen Spuren (0,005 mg/l) und Maximalwerten von 10 mg/l und darüber. Die verhältnismäßig geringe Resveratrolaufnahme, die sich daraus bei mäßigem Weinkonsum ergibt, ist für eindeutige Gesundheitswirkungen in der Regel nicht ausreichend. Die gezielte Auswahl von Rebsorten, die höhere Resveratrolgehalte aufweisen, sowie eine gehaltsmäßig optimierte Weinbereitung sind daher Forschungsziele und werden u. a. durch das OIV in Paris angeregt. Die Konzentrationen in Rotwein liegen im Durchschnitt über der von Rosé- und Weißweinen; in roten Weinen überwiegt auch der Anteil der trans-Variante. Die höheren Resveratrolgehalte in Rotweinen erklären sich zum Teil durch die produktspezifische Produktionsweise. Da Resveratrol vor allem in den Schalen gebildet wird, erhöht ein längerer Maischekontakt, wie er bei Rotwein die Regel ist, auch die Resveratrolkonzentration im resultierenden Wein. Der Resveratrolgehalt von Weinen zeigt aber darüber hinaus eine deutliche Herkunfts-, Sorten- und Jahrgangsabhängigkeit.

Das sogenannte »Französische Paradoxon« erregte in den 1990er-Jahren weltweit Aufsehen mit der Aussage, dass moderater Weinkonsum eine positive Wirkung auf die Gesundheit der Bevölkerung von vorwiegend Rotwein konsumierenden Nationen, wie beispielsweise Frankreich, Spanien, Italien und Griechenland, aufweisen könnte. Im Rahmen der sogenannten NANCY-Studie wurde dieser Effekt offensichtlich bestätigt. Demnach hätten Weintrinker bei geringer, mittlerer und sogar hoher Alkoholzufuhr (in Form von Wein) eine niedrigere Herzinfarkt- und Gesamtsterblichkeit als Abstinente oder Bier- und Spirituosenliebhaber. Seither wurden diese Hinweise und Ergebnisse weltweit überprüft, ohne dass sich aber in randomisierten klinischen Studien eine eindeutige Gesundheitswirkung durch Rotweinkonsum nachweisen ließ.

Welche Gesundheitswirkungen hat Resveratrol?

Die positiven Wirkungen, die Resveratrol in diversen Untersuchungen zeigte, sind dennoch umfangreich:

Resveratrolgehalte österreichischer Weine

Im Rahmen einer Untersuchung von mittelburgenländischen Rotweinen hat sich gezeigt, dass die einheimische Rebsorte »Blaufränkisch« im Durchschnitt Weine mit mehr Resveratrol hervorbringt als die Sorte »Zweigelt«.

Dieses Ergebnis konnte sowohl beim Jahrgang 2003 wie auch im Lesejahr 2004 beobachtet werden. Aus klimatischer Sicht wies der Weinjahrgang 2003 im direkten Vergleich der beiden Jahrgänge wesentlich höhere Durchschnittstemperaturen und deutlich geringere Niederschläge auf als der Folgejahrgang. Der damit verbundene, geringere Infektionsdruck zeigt sich auch bei den Resveratrolwerten.

Blaufränkischweine enthielten:

- im Jahr 2003 durchschnittlich 2,0 mg/l trans-Resveratrol (1,1–8,4 mg/l) und
- im Lesejahr 2004 4,1 mg/l trans-Resveratrol (1,1–7,7 mg/l).

Die entsprechenden cis-Werte erreichten

- 2003 1,5 mg/l (0,4–6,1 mg/l) und
- 2004 3,8 mg/l (1,1 –6,0 mg/l).

Zweigeltweine enthielten:

- 2003: 1,5 mg/l trans-Resveratrol (0,9–1,8 mg/l)
- 2004: 2,1 mg/l trans-Resveratrol (0,7–3,0 mg/l).

Die cis-Resveratrolwerte lagen

- im Jahr 2003 bei 1,4 mg/l (0,6–3,1 mg/l) und
- im Jahr 2004 bei 2,3 mg/l (1,5–3,3 mg/l).

Der im Rahmen der obigen Stichprobe ermittelte trans-Resveratrol-Höchstwert von 7,7 mg/l wurde in einer Blaufränkischprobe des Jahrgangs 2004 aus der Weinbaugemeinde Horitschon nachgewiesen (cis-Resveratrol: 6,0 mg/l). Diese Konzentrationen zählen auch aus internationaler Sicht zu den absoluten Höchstwerten.

Die klimatisch bedingte Jahrgangsabhängigkeit der Resveratrolgehalte in Weinen, insbesondere Rotweinen, zeigte sich auch im Rahmen einer vergleichenden Untersuchung, die im Jahr 2009 mit Blaufränkisch- und Zweigeltweinen der Jahrgänge 2005 und 2006 aus allen vier burgenländischen

Weinbaugebieten durchgeführt wurde. Im niederschlagsreicheren Lesejahrgang 2005, der häufige Regenereignisse aufwies, war in Weinproben beider Rebsorten durchschnittlich mehr Resveratrol nachzuweisen als im durchgehend trockenen und heißen Reifejahr 2006. Im Rahmen der Weinjahrgänge enthielten wiederum Blaufränkischproben durchgehend mehr Resveratrol als vergleichbare Zweigeltweine. Diese Sortengegebenheit konnte auch in benachbarten Weinbaugebieten im In- und Ausland beobachtet werden.

Eine Gegenüberstellung der Resveratrolgehalte aus allen vier burgenländischen Weinbaugebieten ergab in beiden Jahrgängen eine regionale gehaltsmäßige Abhängigkeit: Bei beiden Jahrgängen enthielten die Weinproben aus dem Weinbaugebiet Mittelburgenland die durchschnittlich höchsten Resveratrolkonzentrationen, jeweils gefolgt von den Gebieten Neusiedlersee-Hügelland, Neusiedlersee und dem Südburgenland. Diese Reihung lässt sich weitgehend mit den klimatischen Rahmenbedingungen hinsichtlich Niederschlagsmengen und Sonnenstunden zur Deckung bringen. Die Proben aus den Weinbaugebieten Mittelburgenland und Neusiedlersee-Hügelland wiesen im Erntejahr 2006 durchschnittliche trans-Resveratrolkonzentrationen von 5,6 mg/l bzw. 5,3 mg/l auf. Diese Beträge liegen im internationalen Vergleich über den Durchschnittswerten aus der Burgund (4,4 mg/l), des Beaujolais (2,9 mg/l) und von Bordeaux (3,9 mg/l).

Mit Ausnahme einiger Schweizer Weine werden die Resveratrolgehalte burgenländischer Rotweine nur selten übertroffen.

Der Quotient aus cis- und trans-Resveratrol lag in der Stichprobe bei den Blaufränkischweinen zwischen 0,6 und 0,8, in den Zweigeltweinen zwischen 0,8 und 1,0. Der daraus ersichtliche, vergleichsweise höhere cis-Resveratrolanteil in Weinen aus der Rebsorte Zweigelt ist auch aus der Sicht einer möglichen Gesundheitsförderung durch Weinkonsum von Interesse. Es hat nämlich primär das cis-isomere Resveratrol einen möglichen kardioprotektiven und antioxidativen Effekt.

Eine weitere Charakterisierung von Leitweinen aus dem niederösterreichischen Weinbaugebiet Thermenregion hat für Rotweine der Rebsorte St. Laurent (Jahrgänge 2005 und 2006) Resveratrolgehalte in vergleichbarer Größenordnung und Spannweite wie in Zweigeltweinen aus dem Mittelburgenland ergeben. Eine ergänzende Untersuchung von Rotweinen des Leithaberg-DAC hat die bisher erzielten Ergebnisse in Bezug auf Resveratrol durchgehend bestätigt.

Die durchschnittlichen Resveratrolkonzentrationen in Weiß- und Roséweinen liegen deutlich (10- bis 20-fach) unter den Durchschnittswerten für Rotwein (Weißwein: ca. 0,04 mg/l, Roséwein: ca. 0,12 mg/l). Die durchschnittlichen Resveratrolgehalte von Apfel- und Birnenwein sind mit denen von Weißwein weitgehend vergleichbar.

Resveratrol und Krebs

Viele der Publikationen mit Resveratrol beziehen sich auf einen positiven Einfluss auf Krebs. Einige Versuchsreihen, die mit Zellkulturen durchgeführt wurden, ergaben eine abtötende Wirkung auf Krebszellen. Bei rund 18 Krebsarten konnte eine vorbeugende Wirkung durch Resveratrolgaben beobachtet werden. Beispielsweise bei Lungen-, Darm-, Haut-, Leber- und Bauchspeicheldrüsenkrebs. Die meisten der bisher mit Resveratrol durchgeführten Studien wurden entweder an Zellkulturen oder im Tierversuch durchgeführt.

Die Anzahl klinischer Studien ist überschaubar. Ein Grund dafür ist möglicherweise die geringe Bioverfügbarkeit von Resveratrol bzw. die rasche Ausscheidung von Resveratrolgaben aus dem Körper. Wie andere Behandlungsformen wirkt auch Resveratrol nicht bei jeder Krebsvariante in gleicher und positiver Weise.

Eine Reihe von Studien hat positive Effekte bei Krankheiten wie Arteriosklerose, Herz- und Gefäßkrankheiten, Alzheimer-Krankheit und bestimmten Autoimmunerkrankungen zeigen können. Mit der Aufnahme von Resveratrol wird auch ein gewisser Schutz vor Gefäßverkalkung, Augenerkrankungen, eine positive Wirkung auf den Cholesteringehalt sowie eine entzündungshemmende und antioxidative Wirkung erreicht. Auch eine Steigerung der Abwehrkräfte und eine bessere Durchblutung ließen sich beobachten. Viele der obigen Untersuchungen wurden allerdings in vitro oder im Tierversuch durchgeführt und lassen sich daher nicht direkt auf eine Anwendung beim Menschen übertragen. In Tiermodellen ließen sich auch eine blutzuckersenkende Wirkung und eine verbesserte Durchblutung des Gehirns feststellen.

» *Nach vorliegendem Kenntnisstand sind mit der oralen Aufnahme von Resveratrol im Rahmen einer Dosierung bis etwa 500 mg keine Nebenwirkungen verbunden.* «

Resveratrol und Langlebigkeit (Anti-Aging)

Neben einer Vielzahl möglicher Gesundheitswirkungen wird Resveratrol immer wieder auch als »Anti-Aging-Mittel« diskutiert. In mindestens zwei Untersuchungen konnte gezeigt werden, dass die Aufnahme von Resveratrol die Lebensspanne von verschiedenen Versuchstieren und Hefezellen erhöht; im Wesentlichen durch eine Verlangsamung des Alterungsprozesses in den Zellen.

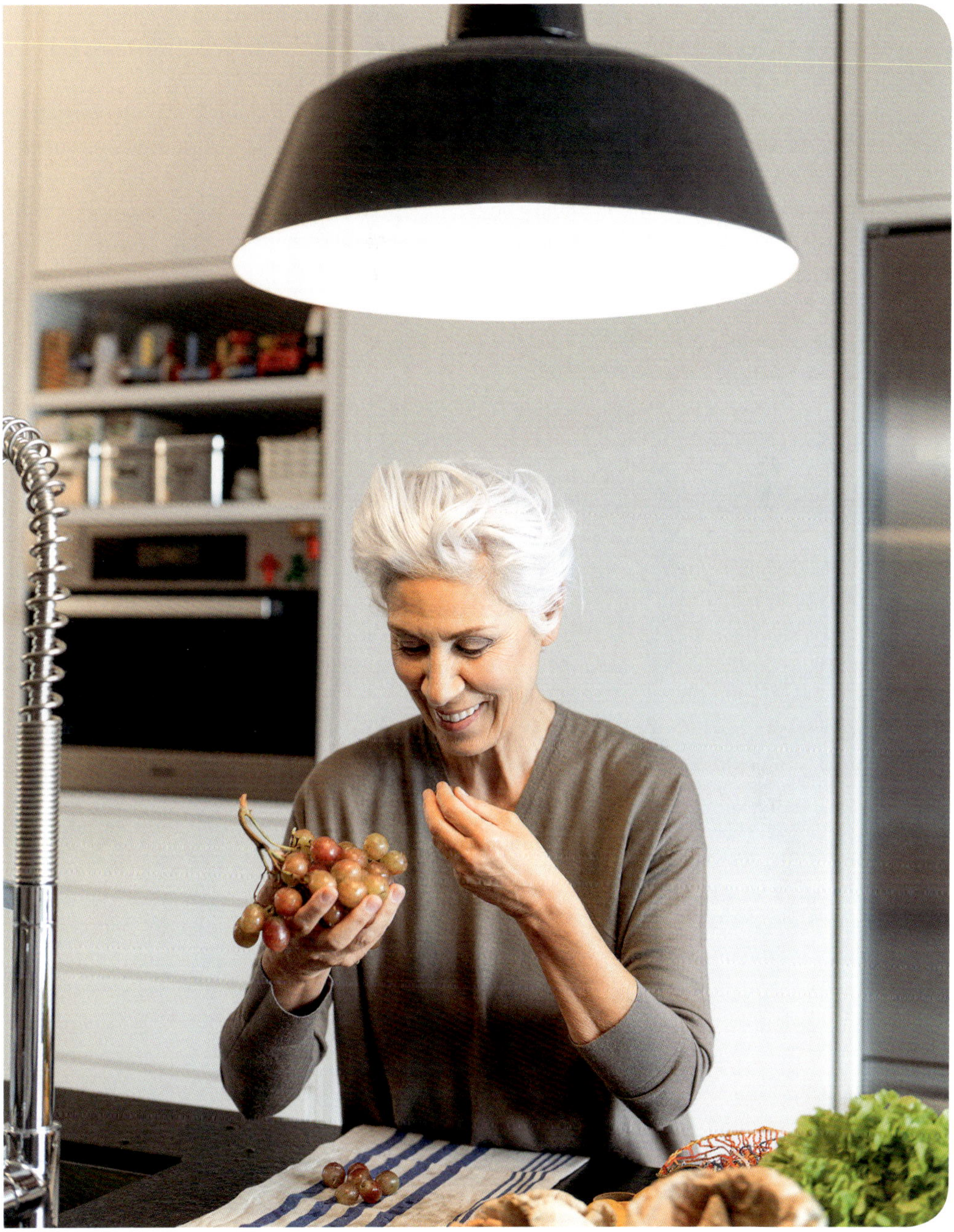

Resveratrol fördert dabei ebenso wie eine kalorienarme Ernährung (Kalorienrestriktion) die Expression der Sirtuin-Gene wie Sir2. In Resveratrol-Studien mit Mäusen und Fischen zeigte sich nicht immer eine Lebensverlängerung, es ließen sich aber andere gesundheitliche Effekte beobachten. So wurde die Anzahl alterstypischer Katarakte (Grauer Star) gesenkt, die Knochengesundheit erhalten und die Alterung des motorischen Systems verlangsamt. Auch wurden Entzündungswerte und die Elastizität der Hauptschlagader verbessert.

Wurde bei den Studien die trans- und cis-Form unterschieden, zeigte sich, dass primär das cis-isomere Resveratrol einen signifikanten modulativen Effekt auf den vom Nuklearfaktor kappa B (NF-k B) induzierten Stoffwechselbereich hat; dieser ist aus der Sicht von kardiovaskulären Erkrankungen und aus der Sicht einer antioxidativen Wirkung bedeutsam.

Zusammenfassung

Zusammenfassend lässt sich feststellen, dass Resveratrol eine Reihe von positiven Gesundheitswirkungen, auch in Zusammenhang mit Alterung, zugeschrieben werden. Obwohl viele davon bisher nur im Tierversuch oder in Zellkulturen zu beobachten sind, haben sich auch im Rahmen der überschaubaren Anzahl von klinischen Studien gesundheitlich positive Effekte gezeigt. Für die Aufnahme von Resveratrol ist Rotwein wegen seiner spezifischen Produktionsweise (Resveratroleintrag durch Maischekontakt) ein geeignetes Medium, selbst wenn der daraus resultierende Resveratrolgehalt für eine optimale Gesundheitswirkung wahrscheinlich zu gering ist. Rebsorten, die Weine mit besonders hohen Resveratrolkonzentrationen erbringen, sind daher ebenso wie Resveratrol erhöhende kellertechnische Verfahren gefragt und Gegenstand der Forschung.

» *Resveratrol ist aus heutiger Sicht kein perfektes »Anti-Aging Mittel«; die Substanz verfügt aber durchaus über ein gesundheitsförderndes Potenzial und hat Zukunft.* «

Melatonin: Geheimwaffe gegen Alterserscheinungen?

Nun wollen wir kurz auf eine weitere interessante Substanz eingehen: das Melatonin. Dies ist ein Hormon, das in einem bestimmten Gehirnbereich aus dem biogenen Amin Serotonin gebildet wird. Diese Synthese findet in der Zirbeldrüse, einem Anhängsel des Zwischenhirns, statt. Da Melatonin den Schlaf-Wach-Rhythmus steuert, wird es auch als Schlafhormon bezeichnet. Melatonin ist ein natürliches Schlafhormon. Babys und Kleinkinder haben hohe Werte. Deshalb schlafen sie auch so viel. Mit zunehmendem Alter nimmt der Melatoninspiegel ab und es kann zu Schlafstörungen kommen.

Hier kann die Gabe von Melatonin helfen. Melatonin ist kein Schlafmittel im üblichen Sinn, das heißt, das Gehirn wird nicht gedämpft. Eine Stunde vor dem Schlafengehen eingenommen fördert es bei abgedunkeltem Raum das Einschlafen.

Darüber hinaus begünstigt ein niedriger Melatoninspiegel das Auftreten einer Osteoporose. Das heißt im Umkehrschluss, dass ältere Menschen mit Schlafstörungen wahrscheinlich einen niedrigen Melatoninspiegel haben und eine Melatoningabe in Tablettenform hier nicht nur die Schlaflosigkeit behandeln, sondern sich auch positiv auf die Osteoporose auswirken könnte.

Melatonin als Prophylaxe und Therapie bei COVID-19-Erkrankungen

Die derzeitige COVID-19-Pandemie verursacht relativ wenige Schäden bei jungen gesunden Menschen, aber lebensbedrohliche Erkrankungen bei älteren Menschen mit Vorerkrankungen und Entzündungen. Kinder erkranken weniger schwer als ihre Großeltern. Könnte das mit ihrem wesentlich höheren Melatoninspiegel zusammenhängen?

Dazu wollen wir Ihnen schlagwortartig einige neuere Studienergebnisse nennen, die das Potenzial von Melatonin zeigen:

- Fledermäuse sind nachtaktive Tiere mit einem hohen Melatoninspiegel, der zu ihrer hohen Resistenz gegen Virusinfekte beitragen kann. Virusinfektionen führen zu einer »Explosion« von Entzündungsstoffen (Zytokinen) im Körper.
- Melatonin ist das beste Antioxidans, das aber mit zunehmendem Alter abnimmt.
- Der durch das Coronavirus verursachte programmierte Zelltod, der zu schwerer Lungengewebezerstörung führen kann, wird durch Melatonin unterdrückt.
- Unsere allgemeine Immunität kann durch Angst und Schlafentzug reduziert werden.
- Melatonin verbessert die Schlafqualität, reduziert Angst und stimuliert die Immunität.
- Die gefährlichste Komplikation nach einer COVID-19-Infektion ist die Fibrosierung des Lungengewebes. Melatonin kann Fibrosierung verhindern.
- Melatonin kann also schwere Komplikationen verhindern und Spätkomplikationen nach der Infektion mindern helfen.
- Auch soll Melatonin eine positive Wirkung bei Alzheimer haben.
- Die Ansteckungsgefahr mit dem Coronavirus kann durch Melatonin um 52 % verringert werden.

» *In Summe kann Melatonin Schlafstörungen verbessern, die Corona-Ansteckungsgefahr um 52 % reduzieren, Schäden eines Virusinfektes (z. B. COVID 19) reduzieren helfen und Fibrosierung des Lungengewebes verhindern.* «

In Bewegung bleiben bzw. kommen – in jedem Alter!

Bewegung und sportliche Aktivitäten haben einen guten Einfluss sowohl auf Körper und Geist. Menschen, die sportlich aktiv sind, haben nicht nur ein geringeres Sterberisiko, sondern auch eine geringere Wahrscheinlichkeit, an Krebs zu erkranken. Bewegung kann sogar das Risiko reduzieren, dass Krankheiten wie z. B. Brustkrebs und Darmkrebs wiederkehren.

Im Tierversuch konnte nachgewiesen werden, dass Bewegung der Tiere die Tumorgröße verringert! Der Grund dafür konnte in den NK-Zellen (Natürliche Killer Zellen – gehören zu den Lymphozyten) gefunden werden. Bewegung löst einen Anstieg der Immunzellen aus. Schon nach 30 Minuten Trainingszeit sind die NK-Zellen maximal mobilisiert. Diese Aktivierung kann bis zu 3 Stunden aufrechterhalten werden.

» *Eine verstärkte Immunfunktion durch Sport ist wie ein natürliches Medikament. Ganz ohne Verschreibungspflicht, obwohl es nicht schaden würde, wenn Ärzte beginnen würden, Sport zu verordnen.* «

Erklärt werden kann die verstärkte Immunfunktion durch einen Anstieg an Entzündungsprozessen im Körper. Durch Sport wird dem Organismus auf mikroskopisch kleiner Ebene Schaden zugefügt, den der Körper im Anschluss wieder reparieren muss. Dabei unterscheiden bestimmte Lymphozyten nicht mehr zwischen normalen kaputten Zellen und krankhaft veränderten Zellen und reagieren ganz unspezifisch.

Regelmäßige Bewegung ist auch wichtig für unsere seelische Gesundheit. Nicht nur am Arbeitsplatz und in großen Unternehmen werden die Mitarbeiter mittels Bewegungsintervention inspiriert, um ihr psychisches Wohlbefinden zu steigern. Auch und vor allem der Freizeitsport ermöglicht seelische Genesung. Zwischen sportlicher Aktivität und Depressionen sowie Angstzuständen besteht dabei ein negativer Zusammenhang. Das bedeutet: Je mehr Sport, je mehr körperliche Aktivität, desto weniger Depression oder Angstzustände erleidet eine Person.

Körperliche Aktivität fördert nicht nur das Wachstum von Muskulatur und die seelische Ausgeglichenheit, sondern kann sich auch auf bestimmte Gehirnareale auswirken. Zwischen nicht übergewichtigen Menschen und übergewichtigen Menschen konnte ein signifikanter Unterschied bezüglich Dicke des orbitofrontalen Kortex (ein Bereich im vorderen Teil des Gehirns) festgestellt werden. Diese OFC-Dicke korrelierte mit einer besseren Fitness und einer höheren Insulinsensitivität.

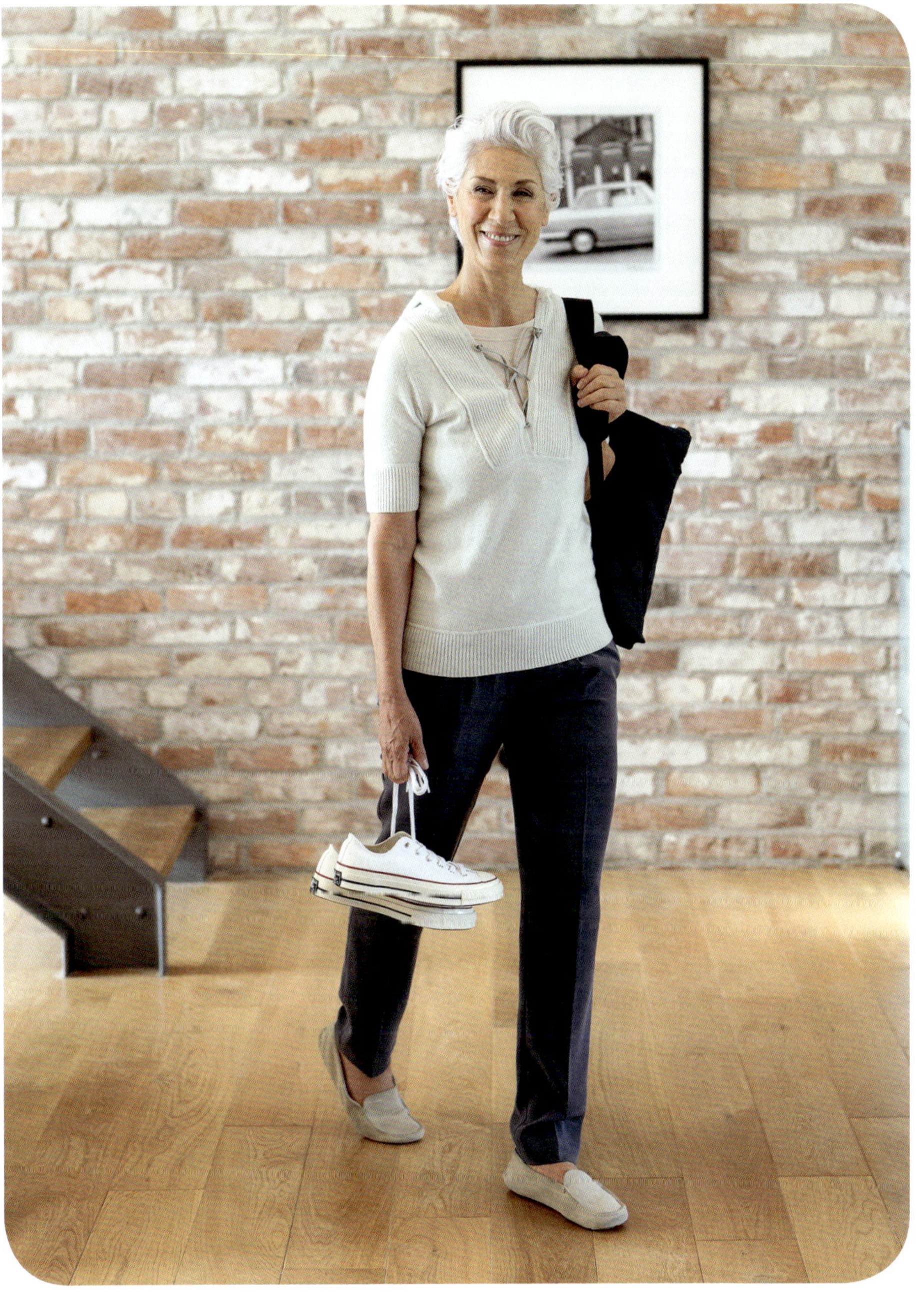

Sport steht nicht nur im Zusammenhang mit der Veränderung des Volumens des Hippocampus. Im Tierversuch konnte gezeigt werden, dass eine erhöhte Fitness mit einer Steigerung des Wachstumsfaktors BDNF (brain derived neurotrophic factor) einhergeht. Dieser Wachstumsfaktor steht im Zusammenhang mit der Plastizität der Synapsen (was für Lernen jeglicher Art notwendig ist) sowie dem Überleben und der Differenzierung von Neuronen.

Osteoporose? Nein, danke!

Das Thema Sport führt uns direkt zu einem Schreckgespenst für Frauen ab den Wechseljahren: Osteoporose. Umgangssprachlich: Knochenschwund. Schuld an diesem altersbedingten Problem sind hormonellen Veränderungen: bei Frauen die Abnahme des Östrogenspiegels und bei Männern die Abnahme des Testosteronspiegels. Osteoporose entsteht, wenn die Osteoklastentätigkeit (Knochenabbau) ausgeprägter ist als die Osteoblastentätigkeit (Knochenneubau). So weit, so klar. Als sogenannte Vorsorgeuntersuchung lassen sich viele älter werdende Menschen (besonders Frauen) die Knochendichte messen. Doch was nützt das eigentlich?

Man könnte etwas provokant formulieren: »Solange ich nicht stürze, kann mir die Knochendichte relativ egal sein!« Es gilt vielmehr, Stürze zu vermeiden. Nun muss man wissen, dass Knochen und Muskeln eine Einheit bilden. Knochenabbau ist also auch mit Muskelschwund (Sarkopenie) (Seite 122) vergesellschaftet.

» *Wenn also meine Muskeln schwach sind, dann werde ich leichter stürzen. Daher ist – auch und besonders für ältere Menschen! – regelmäßiger Sport wichtig.* «

Eine einfache Übung ist z. B., auf einem Bein zu stehen und dann bis 50 zu zählen; danach auf das andere Bein stellen und wieder bis 50 zählen. Das heißt, wenn ich auch auf einem Bein sicher stehen kann, dann werde ich nicht hinfallen, wenn mir ein Bein einmal wegrutscht.

Daneben ist auch der Erhalt der Sehkraft im Alter wichtig. Wenn ich ein Hindernis am Weg oder z. B. eine Eisplatte nicht rechtzeitig sehen kann, dann besteht die Gefahr, auszurutschen, zu stürzen und mir möglicherweise Knochen zu brechen.

» *Das heißt, eine normale Funktion der Augen und Muskeln sind wichtig, um Stürze zu vermeiden. Wenn ich nicht stürze, dann ist die Osteoporose ziemlich egal!* «

Ein Modell der Natur für Osteoporose ist die Mastozytose

Diese zeichnet sich auf der Haut durch muttermalähnliche Gewebsveränderun-

Wie Osteoporose behandelt wird

Bisher übliche Therapien sind die Gabe von Kalzium, Biphosphaten und Vitamin D. Allerdings sind dabei mögliche Nebenwirkungen zu berücksichtigen. Die Liste weiterer möglicher Therapien ist lang, und diese Medikamente sind, wegen möglicher unerwünschter Nebenwirkungen, Spezialisten vorbehalten: Alendronat, Ibandronat, Zolendronicsäure, Risedronat, die alle die Osteoklasten (Zellen, die den Knochenabbau fördern) reduzieren helfen, sowie Denosumab, Raloxifen und Romosozumab, die die Knochenauflösung verhindern. Tereparatide stimuliert den Knochenaufbau. Der Einsatz all dieser Substanzen muss abgewogen und mit dem betroffenen Patienten genau besprochen werden.

gen aus; diese Läsionen sind aber nicht pigmentiert, daher sind sie nicht braun und eher schlecht zu identifizieren. Bei Reibung an der Haut kann es zu ähnlichen Erscheinungen wie nach Kontakt mit einer Brennnessel kommen. Die Diagnose der Mastozytose erfolgt klinisch, bioptisch (mikroskopische Beurteilung der Haut) und durch ein Blutbild inklusive Bestimmung der Tryptase. Diagnose und Beratung müssen in der Hand eines Spezialisten liegen.

» *Mastozytose-Patienten haben jedoch nicht nur, wie gerade beschrieben, ein Histaminproblem, sondern neigen auch verstärkt zu Osteoporose.* «

Mastozytose-Patienten können ein erhöhtes Risiko für Anaphylaxien (Schock) haben, speziell nach Bienen- oder Wespenstichen. Auch sind die Unverträglichkeit von Röntgenkontrastmittel und das Risiko bei Operationen mit Allgemeinnarkose erhöht. So weit, so gut bzw. schlecht.

Es war daher naheliegend, Antihistaminika bei Osteoporose einzusetzen, da Histamin den Knochenabbau fördert. Eine Untersuchung zur Antihistaminikatherapie bei Osteoporose zeigte, dass die Knochendichte dadurch gefördert werden kann. Osteoporosepatienten kann man daher raten, sich möglichst histaminfrei zu ernähren und gegebenenfalls Antihistaminika einzunehmen.

Histamin und Osteoporose

Osteoporose scheint aber auch bei anderen Erkrankungen mit Histaminbeteiligung (Allergien) eine Rolle zu spielen. Denn im Tierversuch bei Mäusen, die durch die Entfernung der Eierstöcke künstlich in die Wechseljahre versetzt wurden, konnte durch die Hemmung der Histaminentstehung die Knochenbildung verstärkt und der Knochenschwund gemindert werden. Dabei wurde die Histaminhemmung durch die vorherige Zerstörung des Histidin-Decarboxylase-Gens erzielt, also der Erbinformation, die für die Herstellung des Histaminbildungsenzyms verantwortlich ist. Bei sogenannten histamindefizienten Mäusen vermindert sich also der Knochenabbau und verstärkt sich die Knochenneuformation.

Der Vorteil einer Antihistaminikatherapie bei Osteoporose ist, dass moderne Antihistaminika wenig oder geringe Nebenwirkungen aufweisen (im Gegensatz zu den liquorgängigen (also ins Gehirn gehenden) Antihistaminika, wie sie z. B. bei der Seekrankheit eingesetzt werden.

Eine weitere harmlose Therapie bei Osteoporose ist die Gabe von Probiotika: Lactobacillus acidophilus kann den Entzündungsstoff Interleukin 17 unterdrücken und somit der Osteoporose entgegenwirken, wie in einer Studie gezeigt wurde.

» *Knochen und Muskulatur bilden eine Einheit. Bei Osteoporose kommt es auch zu Muskelschwund (Sarkopenie). Somit gilt leichte sportliche Betätigung für ältere Menschen als ein Muss.* «

Warum Magenschutz schaden kann

Sogenannte Magenschutzmittel heben den pH-Wert (Säurewert) des Magens und werden bei älteren Menschen oft reflexartig und zu unüberlegt verschrieben. Zu diesen Präparaten gehören sogenannte Protonenpumpenhemmer (PPI), die u. a. ein Magengeschwür verhindern sollen. Diese PPI werden z. B. bei Sodbrennen verschrieben und eingenommen. Sie wirken lang anhaltend auf die säurebildenden Zellen im Magen und senken so den pH-Wert. PPI werden nicht nur älteren Menschen, sondern auch jungen Menschen aus verschiedensten Gründen verordnet.

Doch sie sind keineswegs so harmlos und verträglich, wie es oft dargestellt wird:

- Da die Wirkung der Magensäure aufgehoben wird, können Bakterien ungehindert in den Dünn- und Dickdarm gelangen. Insbesondere das Bakterium Clostridium difficile, das bei immungeschwächten Menschen im Darm tödliche Infektionen auslösen kann. Dann heißt es: »Der Patient ist im Spital gestorben«; die auslösende Ursache, die in der nicht notwendigen Verschreibung eines PPI liegen kann, wurde unerkannt viel früher gesetzt.
- Durch die Erhöhung des pH-Wertes des Magensaftes können Allergene – wie Milch- oder Fischeiweiß – unverdaut in den Darm gelangen und dort Nah-

Tipps gegen Gedächtnisverlust

- Lassen Sie Ihren Homocystein-Wert kontrollieren, eventuell mit B_{12}- und B_6-Gaben.
- Lernen Sie eine Fremdsprache. Das ist effektives Gehirntraining!
- Erlernen Sie das Spielen eines Musikinstruments. Das macht nicht nur Spaß, sondern trainiert auch Ihre Gedächtnisleistung.
- Besuchen Sie einen Tanzkurs und lernen Sie einen neuen Tanz! Neue Informationen vom Gehirn auf den Körper zu übersetzen, ist effektives Training für das Gehirn.
- Bilden Sie Ihre Kinder und Enkelkinder in den ersten Lebensjahren bewusst hoch aus! Die frühkindlichen kognitiven Reservekapazitäten scheinen wichtig für die Gedächtnisleistung im Alter zu sein. Kurz: Je mehr Sprachen, Instrumente, Zugänge ein Kind kennenlernt, umso mehr profitiert es im hohen Alter.

rungsmittelallergien, auch bei alten Menschen, auslösen.

- Darüber hinaus fördert die Gabe von PPI den Knochenabbau, also die Osteoporose.
- In einer aktuellen Publikation werden PPI auch mit Hör-, Seh- und Gedächtnisstörungen in Zusammenhang gebracht.
- Und letztlich führen diese Säurehemmer zu einem Vitamin-B_{12}-Mangel, der eine neurologische Symptomatik vortäuschen kann.

» *Bei unserer Studie in den 5 Seniorenheimen in der Steiermark hatten 80% der Bewohner PPI genommen. So ein flächendeckender Einsatz ist aufgrund der genannten Nebenwirkungen nicht vertretbar!* «

In Summe sollte man – falls überhaupt notwendig – statt PPI lieber H_2-Rezeptorenblocker verwenden. Zudem gibt es auch Mittel, die den ja physiologisch erforderlichen Säurewert des Magens nicht verändern, sondern lokal und rein physikalisch eine Schutzbarriere auf den Mageninhalt legen und so z. B. Sodbrennen verhindern. Diese werden nur bei Bedarf nach einer Mahlzeit verwendet.

Vitamin-B_{12}-Mangel: im Alter häufiger

Ältere Menschen leiden häufiger unter Vitamin-B_{12}-Mangel als jüngere: Bei Personen unter 60 Jahren sind es 6% und bei Personen über 60 Jahren 20%.

- Da Vitamin B_{12} hauptsächlich in tierischen Lebensmitteln enthalten ist, kann eine langjährige einseitige (vegane) Ernährung zu einem Vitamin-B_{12}-Mangel führen.

- Dies ist speziell bei jungen Frauen mit Kinderwunsch zu bedenken.
- Bei älteren Menschen kann auch eine chronische Gastritis (Magenentzündung) zu einem Vitamin-B_{12}-Mangel führen.
- Ein Vitamin-B_{12}-Mangel kann neurologische Beschwerden/Ausfälle verursachen und neurologische Erkrankungen simulieren.
- Schwere Mängel können zu Blutarmut führen und neuropsychiatrische Störungen bis hin zu Gedächtnisstörungen und Demenz auslösen.
- Auch Polyneuropathien (Sensibilitätsstörungen wie Kribbeln und Taubheit der Finger) können auftreten.
- In schweren Fällen wurde auch schon eine funikuläre Myelose (Rückenmarkserkrankung), die zu Bewegungseinschränkungen führen kann, beschrieben.

Finden Sie Ihr IKIGAI!

Kennen Sie dieses Wort? Sie kennen vielleicht die berühmten Blue Zones auf unserer Erdkugel. Diese Zonen wurden untersucht, weil dort besonders alte und fitte Menschen wohnen. Es wurde an der Gemeinsamkeit dieser Menschengruppen geforscht. Eine Gemeinsamkeit wurde nach dem japanischen IKIGAI benannt. Nämlich nach dem – wahrscheinlich etwas holprig übersetzten – »Grund, warum sie in der Früh aufstehen«. Menschen, die den Sinn, die Motivation, morgens aufzustehen, kennen oder fühlen, bleiben vitaler als die, die die Motivation, morgens aufzustehen, verloren haben. Auch scheint die Tatsache, dass sie soziale Kontakte pflegen können, wichtig für die Gesunderhaltung zu sein. Plakativ gesagt: Unser Gehirn liebt es, sich mit anderen Gehirnen auseinanderzusetzen. Finden Sie Ihr IKIGAI, dann aktivieren Sie Ihr körpereigenes Anti-Aging-Programm!

Dan Buettner identifizierte fünf Regionen, die er als »Blaue Zonen« betrachtet: Okinawa (Japan), Sardinien (Italien), die Nicoya-Halbinsel (Costa Rica), Ikaria (Griechenland) und bei den Sieben-ten-Tags-Adventisten in Loma Linda, Kalifornien. Er gibt eine Erklärung, basierend auf Daten und Beobachtungen aus erster Hand, warum diese Bevölkerungsgruppen gesünder und länger leben. Den englischen Begriff »Blue Zones« hat sich Buettner schützen lassen.

Die Bewohner dieser Orte haben viele Hundertjährige in ihren Reihen, erleiden einen Bruchteil der tödlichen Krankheiten, die in anderen Teilen der entwickelten Welt häufig Menschen ereilen, und erfreuen sich lange Jahre guter Gesundheit – mehr als anderswo.

Eine Studie von 2009 auf der Insel Ikaria ergab, dass es dort die meisten 90-Jährigen auf der Welt gibt – fast jeder Dritte dort schafft es, so alt oder älter zu werden. Außerdem haben die Menschen auf Ikaria etwa 20 % niedrigere Krebsraten, 50 % niedrigere Raten von Herzerkrankungen und fast keine Demenz.

Die Schweizer Forschungsgruppe Blue Zones untersucht in Zusammenarbeit mit der Forschungsgruppe Haslberger der Universität Wien, welche sekundären Pflanzenstoffe in diesen Oasen der Gesundheit verzehrt werden, die im Bereich Anti-Aging, neurodegenerative Erkrankungen und Alterskrankheiten einen Nutzen haben könnten.

Sie sehen also, es tut sich sehr viel, wenn es um die Erforschung von Möglichkeiten geht, vital alt zu werden. Je mehr Möglichkeiten Sie in den Alltag integrieren, umso höher ist die Wahrscheinlichkeit, dass es Ihr Körper auch nutzen kann.

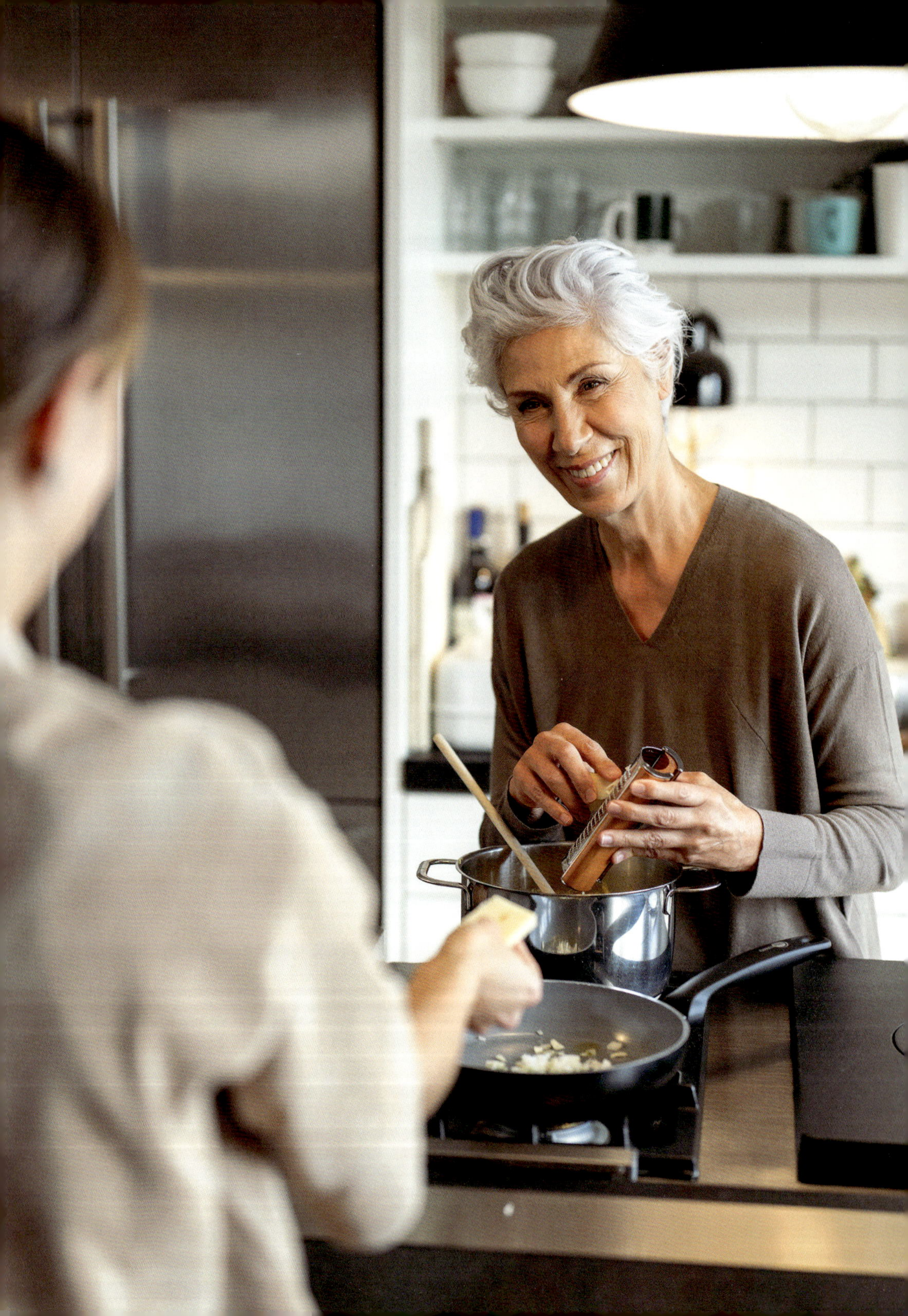

Spermidinreich essen

Es ist im Grunde sehr leicht, sich spermidinreich zu ernähren, wenn man nur weiß, in welchen Lebensmitteln besonders viel von diesem Anti-Aging-Mittel steckt.

Ernährungstipps zu Spermidin

Angelika Pinter

Spermidin in Nahrungsmitteln

Verhältnismäßig hohe Mengen an Spermidin enthalten vor allem Weizenkeime, reifer Käse, Pilze (wie Kräutersaitling oder Champignon), Sojabohnen und andere Hülsenfrüchte. Aber auch Früchte wie Apfel, Weintrauben, Grapefruit, Mango und Gemüse wie Brokkoli, Blumenkohl, Spinat, Sellerie sind gute Spermidinquellen für die tägliche Ernährung. Denn bei den Angaben zum Gehalt wie in der Tabelle ist immer zu beachten, welche Mengen man üblicherweise von dem Lebensmittel verzehrt. Mit einer üblichen Brokkoliportion von 200 g erhalten Sie 5 mg Spermidin; Kräuter wie Dill enthalten zwar etwas mehr Spermidin, man verzehrt aber davon viel kleinere Mengen.

Durch Sport, Fasten, Schwangerschaft und akute Infektionen erhöht sich die Menge an Spermidin im Organismus.

Ihre Spermidin-Einkaufsliste

Beim Einkauf beginnt die Ernährungsumstellung. Vorzugsweise greifen Sie bitte zu Produkten aus biologischem Anbau und zusätzlich regionaler Herkunft:

- Sojabohnen finden Sie im Tiefkühlfach (Supermarkt, Bioladen).
- Weizenkeime erhalten Sie im Biomarkt, über das Internet oder können sie kiloweise in der Apotheke Ihres Vertrauens bestellen.
- Kürbiskerne können Sie gemahlen, geröstet oder gesalzen verwenden. Sie sind im (Bio-)Supermarkt und auch im Drogeriemarkt zu kaufen.
- Cheddarkäse sollte mindestens 1 Jahr gereift sein. Zu finden in einer Käserei oder dem Supermarkt.
- Brokkoli (tiefgekühlt oder frisch aus dem Supermarkt oder vom Wochenmarkt)
- Mais (ist auch aus der Dose o. k.)

Mengenangaben zu spermidinreichen Lebensmitteln

Nahrungsmittel	Spermidin mg/100 g
Weizenkeime	24,3
Sojabohnen (getrocknet)	20,7
Cheddarkäse (1 Jahr gereift)	19,9
steirische Kürbiskerne	10,4
Pilze	8,9
Reiskleie	5,0
Hühnerleber	4,8
Erbsen	4,6
Rinderhack	3,7
Mais	3,2
Mango	3,0
Kichererbsen	2,9
Dill	2,9
Sellerie	2,7
Blumenkohl (gekocht)	2,5
Brokkoli (gekocht)	2,5
Haselnüsse	2,1
Kopfsalat	1,9
Vollkornbrot	1,8
Spinat	1,6
Melone	1,2

- Champignons (Supermarkt, Wochenmarkt)
- Kräuterseitlinge (Supermarkt, Wochenmarkt)
- Kürbiskernbrote (Bäcker Ihres Vertrauens, Supermarkt)
- Weizenkeimbrote (Bäckerei Ihres Vertrauens)
- Sojabohnenaufstriche (Supermarkt)
- Kürbiskernpesto (Supermarkt)

Wer profitiert von mehr Spermidin?

Dieses biogene Amin weist ein breites Wirkungsspektrum auf. Menschen, die vor allem mental leistungsfähig sein möchten, können von diesem biogenen Amin profitieren.

Es könnte Ihnen also helfen, wenn Sie im Beruf stehen, seien Sie nun Software-EntwicklerIn, ManagerIn, BuchhalterIn oder KassiererIn. Vor allem, wenn Sie ab und an zu wenig Schlaf bekommen, könnte Spermidin Ihre mentale Leistungsfähigkeit verbessern. Also auch ein echter Geheimtipp für Eltern kleiner Kinder, die ja oft unter chronischem Schlafmangel leiden. Wenn Sie spermidinreiche Lebensmittel in den normalen Ernährungsalltag Ihrer Familie integrieren, können Sie bald alle die positiven Effekte bemerken: Sie sind vielleicht konzentrierter und leistungsfähiger, die Haut könnte sich schneller regenerieren, das Immunsystem kann gestärkt werden.

Älteren Menschen könnte Spermidin helfen, ihre geistigen Fähigkeiten zu erhalten bzw. zurückzugewinnen. Und selbst Kinder und Jugendliche können davon profitieren, wenn sie oft unter Stress stehen.

Man kann also sagen, dass für jeden Menschen ein ausgewogener Lebensstil mit spermidinreicher Ernährung förderlich sein kann.

Vorsicht bei Histaminintoleranz

Eine Einschränkung gibt es aber doch und die gilt für Menschen, die unter Histaminintoleranz leiden. Histamin ist das wichtigste biogene Amin, das im menschlichen Körper zahlreiche physiologische Aufgaben erfüllt. Daher wird Histamin nicht nur mit der Nahrung aufgenommen, sondern auch im Körper selbst produziert. Histamin stimuliert z. B. die Magensaftproduktion, wirkt gefäßerweiternd und somit blutdrucksenkend, ist als Botenstoff beim Schlaf-Wach-Rhythmus, bei der Appetitkontrolle, der Lernfähigkeit und dem Gedächtnis wirksam, um nur einige seiner Funktionen zu nennen. Aber Histamin ist auch, zum Leidwesen von Allergikern, der Entzündungsstoff, der bei allergischen Reaktionen freigesetzt wird und für eine ganze Palette an allergischen Symptomen verantwortlich zeichnet.

Die Histaminintoleranz nun ist keine Allergie, da hier keine Antikörper im Spiel sind, aber die Symptome gleichen denen einer Allergie, weil ein Überschuss an Histamin im Körper der Auslöser ist. Zu dieser individuell zu hohen Histaminkonzentration kann es auf verschiedenen Wegen kommen:

- durch eine zu hohe Aufnahme histaminhaltiger Speisen
- beim Essen sogenannter Histaminliberatoren (Nahrungsmittel, die zur Histaminausschüttung führen)
- durch eine zu geringe Verfügbarkeit des histaminabbauenden Enzyms Diaminoxidase (DAO)
- durch den Verzehr anderer biogener Amine, die die DAO hemmen, wie Putrescin (Wein!)
- bei der Einnahme von Medikamenten, die die empfindliche DAO hemmen

Die Zusammenhänge sind noch wesentlich komplexer, als es hier in Kürze dargestellt werden kann. Daher gibt es zum Thema Histaminintoleranz auch ein eigenes Buch. Wenn Sie wissen, dass Sie eine Histaminintoleranz haben, ist also Vorsicht geboten, weil eben – wie hier kurz skizziert – viele Wechselwirkungen möglich sind und spermidinreiche Lebensmittel auch histaminreich sein können, wie z. B. Cheddar. Bei stark ausgeprägter Histaminintoleranz ist das Meiden spermidinreicher Lebensmittel sicherlich das Vernünftigste, aber bei nur leichter Ausprägung ist gegen ein vorsichtiges Ausprobieren nichts einzuwenden.

Spermidin ist hitzeempfindlich und wasserlöslich

In der Wiener Demenzstudie (Seite 30) wurde festgestellt, dass Spermidin hitzeempfindlich ist. Der Teig für die Körnerbrötchen von Gruppe A enthielt ca. 149,4 mg/kg, in den fertig gebackenen Brötchen betrug die Spermidinkonzentration dagegen nur noch ca. 47,1 mg/kg. Im Gebäck von Gruppe B reduzierte sich der Spermidingehalt durchs Backen von 98,8 auf 26,5 mg/kg. Man muss also bei der Zubereitung beachten, dass sich der Spermidingehalt beim Erhitzen stark verringert. Und auch beim Kochen, z. B. von Brokkoliröschen in viel Wasser, wird ein Teil ins Kochwasser übergehen, da Spermidin wasserlöslich ist, bzw. durch das Erhitzen zerstört werden. Aufgrund der Wasserlöslichkeit werden in den Ölen spermidinreicher Nahrungsmittel kaum nennenswerte Spermidinmengen enthalten sein.

Spermidinreich ernähren leicht gemacht

Am besten achten Sie darauf, dass Sie ausreichend spermidinreiche Lebensmittel in Ihrer Küche vorfinden. Das klingt nun vielleicht etwas banal. Aber das Leben kann manchmal echt einfach sein: Sie essen das, was im Kühlschrank ist. Und wenn gedächtnissteigernde Lebensmittel im Kühlschrank sind, werden diese verarbeitet und gegessen.

Bauen Sie einige gesunde Rituale in Ihren Alltag ein. Rituale machen einen großen Teil unserer Lebensqualität aus und vereinfachen gesunde Verhaltensweisen ungemein. Wenn Sie sich täglich aufs Neue überlegen müssen, wie und wann Sie ausreichend Spermidin zu sich nehmen können, ist das ein unnötiger Stressfaktor. Viel praktischer ist es, sich 2–3 Spermidin-Rituale anzugewöhnen, z. B. sich übers tägliche Müsli 2 Esslöffel Weizenkeime zu streuen.

Machen Sie es sich leicht: Wenn Sie es schaffen, spermidinreiche Lebensmittel genussvoll in Ihren Alltag zu integrieren, ist die Umsetzung einer spermidinreichen Kost sehr einfach. Wenn Sie allerdings den Fokus auf die Lebensmittel und vor allem Gerichte legen, die Sie gar nicht gern haben, die aber viel Spermidin enthalten, dann wird das Vorhaben schwierig und sicher nach einigen Wochen scheitern.

Schauen Sie sich die Liste der spermidinreichen Lebensmittel durch und kreuzen die an, die Sie gern essen. Aus diesen Lebensmitteln werden dann Gerichte kreiert. Wenn es anfangs nur drei Lebensmittel sind, macht das nichts.

Oder – noch einfacher – Sie folgen unserem Wochenplan, der Ihnen für 7 Tage leckere Rezeptideen liefert. Nach kurzer Zeit geht Ihnen das spermindinreiche Kochen in Fleisch und Blut über. Sie können auch Ihre Lieblingsgerichte, die Sie ohnehin gern und oft essen, so abwandeln, dass sie mehr Spermidin liefern. Wenn Sie z.B. gern Aufläufe oder Backofengemüse essen, dann peppen Sie doch das Gericht zukünftig mit einer Käsekruste aus spermidinreichem Cheddarkäse auf.

Für den Erfolg der Umsetzungen ist es vorteilhafter, dass Sie den Fokus auf Lebensmittel legen, die Ihnen helfen und die Sie zukünftig vermehrt konsumieren möchten. Bitte konzentrieren Sie sich auf das, was sein soll, und nicht auf das, was nicht sein soll. Statt: Ich esse keinen Zucker mehr! Besser: Ich esse täglich eine Handvoll spermidinreicher Lebensmittel!

Spermidin: in Krisenzeiten besonders wichtig

Krisen erfordern neben Mut vor allem Kraft und Konzentration. Krisen sind Zeiten der Ungewissheit, des Ungewohnten. Diese Begriffe hören sich anstrengend an, sie kosten Energie und fordern das Immunsystem, z.B. durch die Ausschüttung von Stresshormonen. Spermidin kann dabei unterstützen, das Immunsystem besonders in Zeiten der Krise zu stärken, nach dem Motto »Starker Körper – starker Geist«. Auch das Gehirn beeinflusst unser Immunsystem. Denn dieses veranlasst die Ausschüttung von Stresshormonen, die wiederum das Immunsystem schwächen können. Kümmern Sie sich um Ihr Gehirn, kümmern Sie sich automatisch um Ihr Immunsystem. Je konzentrierter Sie arbeiten, also denken und handeln können, umso weniger Fehler passieren. Und Fehler sind der Anlass, sich so richtig zu ärgern. Das Ärgern wiederum ist für unser Immunsystem keine Erholung. Darum sollten wir uns alle zusammen weniger ärgern und fürchten (Angst vor dem Versagen, Angst vor dem Bloßstellen, Angst, die Ziele nicht zu erreichen …) und uns mehr freuen und lachen. Letzteres kann zwar das Spermidin nicht direkt fördern, aber es ist oft die Folge. Ein Körper, der gut regeneriert ist – und Sie haben es in den anderen Kapiteln schon gelesen, dass Spermidin beim Regenerieren eine Rolle spielen kann –, tut sich sicher leichter, zufrieden zu sein und somit Glücksstoffe auszuschütten.

Konkreter Praxisalltag

Prinzipiell ist es besser, am Tag mehrere kleine Mengen an Spermidin aufzunehmen als einmal am Tag eine große. Diese Empfehlung hat mit der Bioverfügbarkeit von Nährstoffen zu tun.

Der Start in den Tag verläuft bei vielen Menschen leider ziemlich hektisch. Zu Gunsten der Zeitoptimierung wird auf ein ausgewogenes Frühstück verzichtet.

Die Spermidin-Top-Ten für Ihren Alltag

1. Knabbern Sie tagsüber 40–50 g steirische Kürbiskerne, wenn die letzte Mahlzeit schon mehr als 5 Stunden her ist.

2. Greifen Sie bei Heißhungerattacken oder auch zur Überbrückung von langen Essenspausen zu gedünsteten Sojabohnen (individuell gewürzt).

3. Geben Sie Weizenkeime oder geriebene Kürbiskerne in Ihre Shakes, wie Leberfasten-Shakes oder Joghurtdrinks. Damit werten Sie jedes Produkt auf.

4. Verfeinern Sie mit geriebenen Kürbiskernen und Weizenkeimen Ihre Lieblings-Kuchen-Rezepte und Pfannkuchengerichte.

5. Bei eiweißarmen Gemüsegerichten sind gegrillte Pilze oder Sojabohnen als Aufwertung empfehlenswert. Pilze und Sojabohnen sind für Gemüsesuppen oder Kartoffel-Eintöpfe auch passend und können den Eiweißkonsum optimieren.

6. Käsekrusten bei Polenta, Nudeln oder Reisaufläufen aus Cheddarkäse (1 Jahr gereift) oder anderen gereiften Hartkäsesorten sind schmackhaft und spermidinreich.

7. Geben Sie Weizenkeime und geriebene Kürbiskerne in Ihr Lieblingsmüsli oder in den Pudding. Diese Weizenkeime fallen vom Geschmack nicht wirklich auf, geben aber dem Gericht eine neue Wertigkeit, da die meisten Müslis oft zu wenig Eiweiß enthalten.

8. Der berühmte Apfel ist perfekt als Vorspeise, er kann nämlich appetitanregend und verdauungsfördernd wirken. Vielleicht geben Sie den geriebenen Apfel ins Müsli, über einen Auflauf oder rühren ihn ins Joghurt mit Weizenkeimen.

9. Brokkoli als Gemüsesuppe bzw. Pilzsuppen sollten als fixes Gericht einmal in der Woche auf den Tisch kommen. Auch als Beilage sind Brokkoli und Pilze wirkungsvoll.

10. Erbsen passen prima in Reisgerichte, Suppen und Salate und sind auch als isolierte Beilage eine Bereicherung. Denken Sie beim nächsten Einkauf daran!

Je nachdem, wann Sie Ihr Abendessen eingenommen haben, müssen Sie aber auch nicht zwangsläufig gleich frühmorgens etwas essen. Die erste Mahlzeit des Tages sollte ungefähr 12–15 Stunden nach dem Abendessen des vergangenen Tages stattfindet. Ihr Frühstück sollten Sie also zu sich nehmen, bevor die wichtigen Kohlenhydratspeicher aufgebraucht sind. Und das Frühstück sollte eine ausgewogene Mahlzeit sein. Ausgewogen heißt: eine Kombination aus Kohlenhydraten, Eiweiß und Vitaminen, vielleicht sogar auch wertvollen Fetten. Auf diese Weise haben Sie idealerweise 4–5 Stunden keinen Hunger, Ihr Gehirn kann ungestört arbeiten und die Körperfunktionen werden mit den Mikro- und Makronährstoffen unterstützt.

Diese erste Mahlzeit des Tages sollte dagegen möglichst wenig einfache Zucker und gesättigte Fettsäuren enthalten, die sich ungünstig auf die Gedächtnisleistung auswirken können. Ein Buttercroissant mit Marmelade ist insofern vielleicht ein kurzeitig schmackhafter, doch wenig nachhaltiger Start in den Tag. Dieser kurze Zuckerflash verpufft sehr schnell und macht erneuten Süßhunger, ohne Ihren Körper mit den Nährstoffen zu versorgen, die Sie tatsächlich brauchen. Zu viel Zucker ist auch schlecht für die Gedächtnisleitung, da verzuckerte Eiweiße diese negativ beeinflussen.

Allgemeine Ernährungstipps gegen Gedächtnisverlust

- Trinken Sie ein Achterl Rotwein zum Genuss, vor allem Cabernet Sauvignon.
- Trinken Sie täglich einen halben Liter Grüntee.
- Senken Sie Ihren schnellen Zucker(Süßigkeiten)-Konsum auf das genussvoll kleinste Maß! Verzuckerte Eiweiße können Collagen im Gehirn angreifen (Stichwort: Demenz). Karamellisierte Strukturen verlieren an Flexibilität.
- Erhöhen Sie den Anteil an frischen (Vitamin-C-reichen) Lebensmitteln, die orange, gelb, rot (wegen der Vitamin A-Vorstufe) sind. Man nennt die ACE-Vitamine auch Antioxidanzien oder Radikalfänger. Radikale greifen gerne Fett an, das Gehirn hat einen großen Anteil an Fett! Die Radikalfänger A, C und E (in hochwertigen, kaltgepressten Ölen) wirken sich positiv auf das Entzündungsgeschehen im Gehirn aus.
- Bevorzugen Sie bunte Lebensmittel statt Kapseln! Die sekundären Pflanzenstoffe stehen im Fokus vieler Studien, die sich mit dem Alterungsprozess des menschlichen Körpers beschäftigen. Bunte Lebensmittel liefern viele sekundäre Pflanzenstoffe.
- Nehmen Sie Kürbiskernöl, Traubenkernöl und Leinöl statt Olivenöl für die Salate! Diese liefern mehr von den mehrfach ungesättigten Fettsäuren, die für das Gehirn nützlich sind. Beachten Sie die Bezeichnungen wie g. g. A., bio, nativ (Bioladen, Drogeriemarkt).
- Essen Sie dreimal die Woche Fisch und Hülsenfrüchte statt täglich Fleisch und Wurst! Das kann einen positiven Einfluss auf das Entzündungsgeschehen im Gehirn haben.
- Nehmen Sie Dinkelprodukte, um den Konsum der B-Vitamine zu erhöhen!

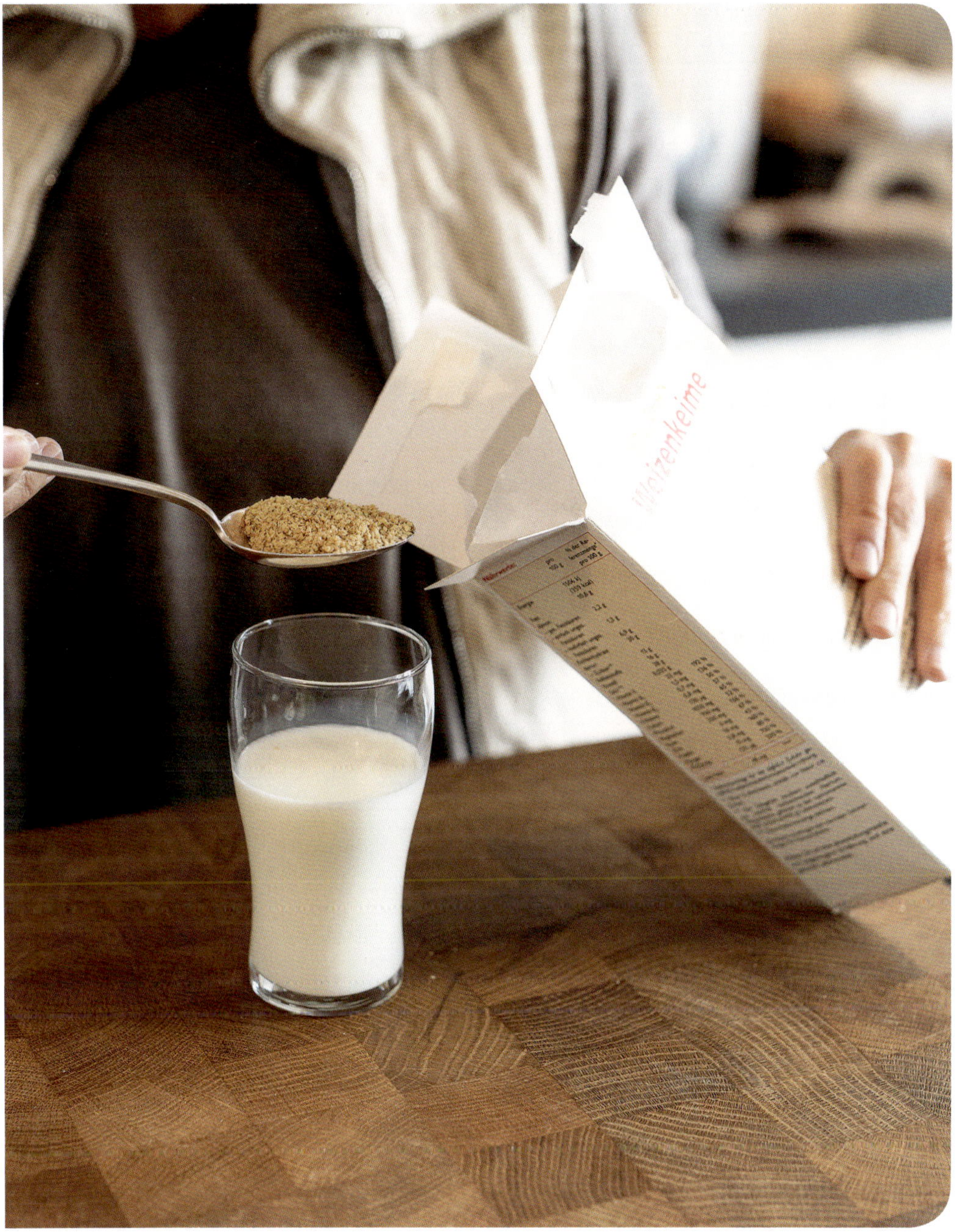

SPERMIDINREICHE FRÜHSTÜCKSIDEEN

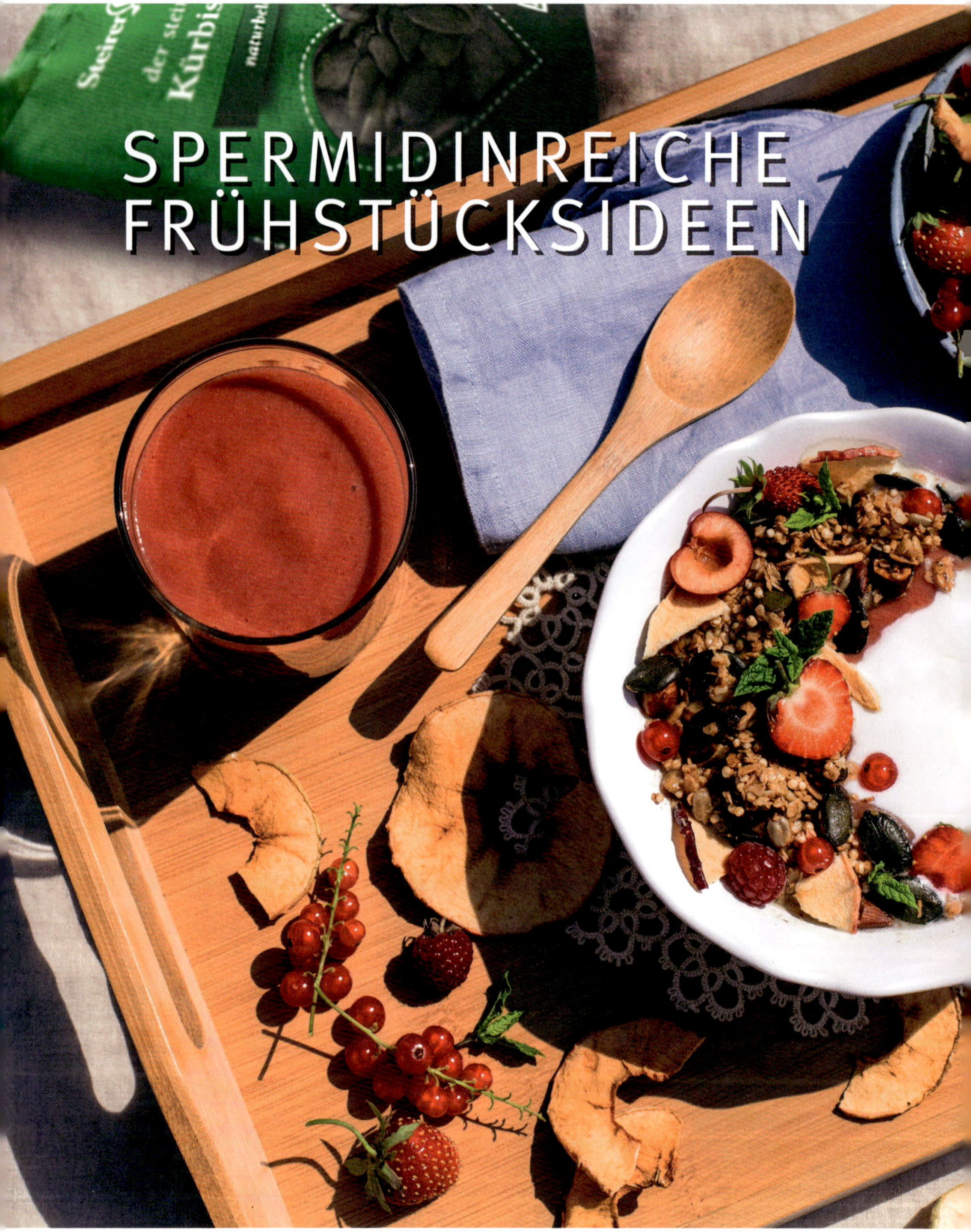

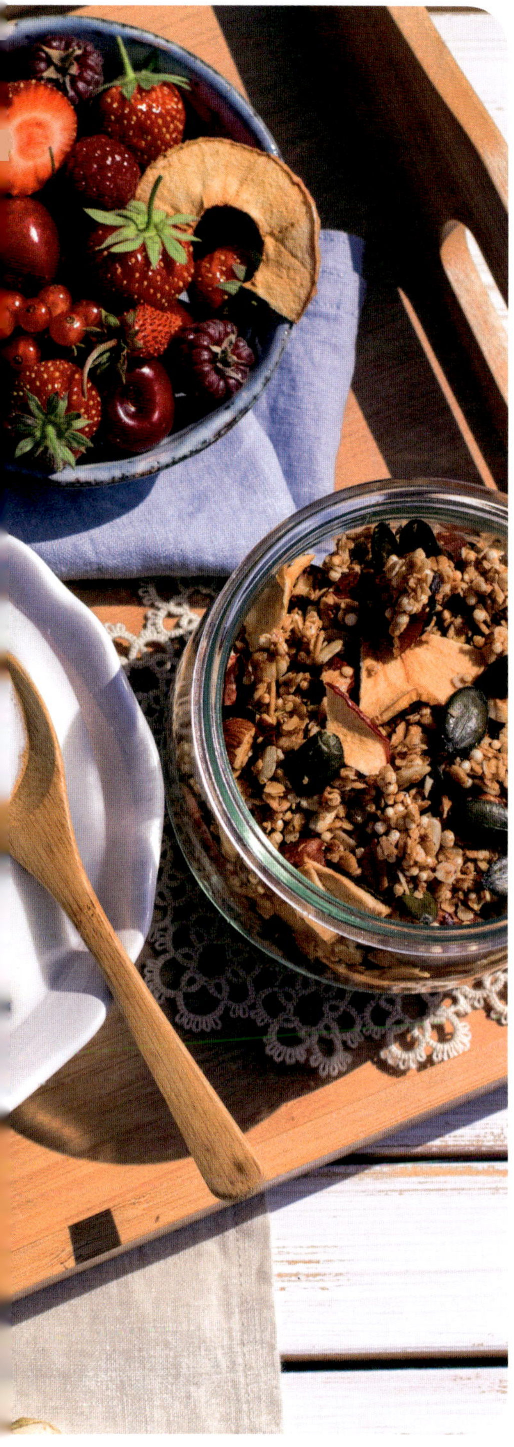

Granola mit Soja-Naturjoghurt

Für ca. 15 Portionen
ca. 45 Min.

300 g Haferflocken • 100 g gepuffter Amaranth • 100 g Kürbiskerne • 200 g gemischte Nüsse und Samen • 1 EL Zimt • 1 Prise Salz • 80 g Raps- oder Kokosöl • 120 g Honig oder Ahornsirup • 50 g Apfelchips

- Den Ofen auf 175 °C Heißluft vorheizen. Die Nüsse grob hacken und mit den Haferflocken, dem Amaranth, den Kürbiskernen, den Samen, Zimt und Salz in einer großen Schüssel vermengen.

- Anschließend das Öl sowie den Honig oder Ahornsirup darübergießen. Gut vermengen, bis alle Zutaten ummantelt sind; am besten funktioniert das mit den Händen.

- Das Granola auf zwei mit Backpapier ausgelegten Blechen verteilen und 25–35 Minuten lang backen; dabei öfter wenden, damit es nicht verbrennt und gleichmäßig gebacken wird.

- Nachdem das Granola vollständig abgekühlt ist, werden die grob zerbrochenen Apfelchips untergemischt. Mit (Soja-)Naturjoghurt und frischen Früchten der Saison genießen.

Tipp Luftdicht verpackt hält Granola mindestens 2 Wochen lang.

Spermidin-Müsli

Für 1 Portion
ca. 15 Min.

4 EL Haferflocken • 250 ml Milch • 1 Prise Salz • 1 Apfel • 1 EL Kürbiskerne, gerieben oder gehackt • 1 EL Weizenkeime • evtl. 3 EL Naturjoghurt oder Skyr (optional)

- Die Haferflocken mit heißer Milch übergießen, etwas salzen und ca. 10 Minuten ziehen lassen.

- Den Apfel reiben und unter die Haferflocken mengen. Nach Belieben noch Naturjoghurt oder Skyr dazugeben. Skyr enthält viel mehr Eiweiß als Joghurt!

- Anschließend die Kürbiskerne und Weizenkeime untermischen und das Spermidin-Müsli für einen perfekten Start in den Tag genießen.

Naturjoghurt mit Dinkelpops

Für 1 Portion
ca. 2 Min.

250 ml Naturjoghurt • 2 EL Dinkelpops • 2 EL Kürbiskerne, gerieben • 1 EL Leinöl • 1 TL Honig (optional)

- Das Naturjoghurt mit den Dinkelpops, den geriebenen Kürbiskernen und dem Leinöl vermengen.

- Falls die Dinkelpops nicht bereits mit Honig gesüßt sind oder man es gern etwas süßer mag, noch einen Löffel Honig dazugeben und das Frühstück ganz ohne Hektik genießen.

Tipp Dieses Frühstück eignet sich hervorragend, wenn es mal ganz schnell gehen muss.

Vollkorn-Kürbiskernbrot mit Erbsenaufstrich

Für 4 Portionen bzw. 1 Kastenform
ca. 2 Std.

Für das Vollkorn-Kürbiskernbrot
- 250 g Roggenmehl
- 300 g Weizenvollkornmehl
- 10 g Salz
- 2 TL Brotgewürz
- 100 g Kürbiskerne
- 2 EL Steirisches Kürbiskernöl g. g. A.
- 150 g Buttermilch
- 320 g Wasser (lauwarm)
- 25 g Hefe
- Weizenmehl (zum Bestreuen)

Für den Erbsenaufstrich
- 250 g Erbsen (frisch, tiefgekühlt oder aus der Dose)
- 1 kleine Knoblauchzehe
- 3 EL Steirisches Kürbiskernöl g. g. A.
- 1 Spritzer Zitronensaft
- Salz, Pfeffer, Muskat, Paprikapulver (Gewürze nach Belieben)

- Roggen- und Weizenvollkornmehl mit Salz, Brotgewürz, Kürbiskernen und Kürbiskernöl in eine Rührschüssel geben.
- Die Buttermilch mit Wasser mischen und darin die Hefe auflösen. Gemeinsam mit der Mehlmischung zu einem geschmeidigen Teig verkneten.
- Teig an einem warmen Ort aufgehen lassen, danach nochmals kneten und in eine mit Backpapier ausgelegte Kastenform geben. Oberfläche glattstreichen, mit Weizenmehl bestreuen und kreuzweiße leicht einschneiden. Ein weiteres Mal aufgehen lassen.
- Das Brot im vorgeheizten Backofen bei 175 °C Heißluft ca. 60 Minuten backen.
- Die Erbsen nach Anleitung kochen bzw. abseihen und mit dem Mixstab pürieren, die Knoblauchzehe dazupressen und mixen. Das Kürbiskernöl, einen Spritzer Zitronensaft sowie die Gewürze untermengen und pikant abschmecken.

Tipp Vollkorn-Kürbiskernbrot mit Erbsenaufstrich ist ideal für ein herzhaftes Frühstück oder ein köstliches Abendessen.

Kürbiskernweckerl mit Meerrettichaufstrich

Für ca. 14 Weckerl
⏲ ca. 1½ Std.

Für die Kürbiskernweckerl
- 1 kg Weizenmehl
- 2 Pkg Trockenhefe
- 20 g Salz
- 10 g Zucker
- 100 g Kürbiskerne, gehackt
- 45 ml Steirisches Kürbiskernöl g. g. A
- 300 ml Wasser (lauwarm)
- Wasser (zum Bestreichen)
- Kürbiskerne, gehackt (zum Bestreuen)

Für den Meerrettichaufstrich
250 g Quark
- 2 TL weißer Pfeffer
- 2 TL Salz
- 2 EL Tafel-Meerrettich

Zum Garnieren
- Tomaten
- Gurken
- Sprossen
- Steirische Käferbohnen g. U. genussfertig

● Weizenmehl mit Trockenhefe vermengen. Salz, Zucker und Kürbiskerne unterrühren. Kürbiskernöl sowie Wasser dazugeben und den Teig gut kneten. Für eine gute halbe Stunde zugedeckt gehen lassen.

● Wenn der Teig schön aufgegangen ist, daraus kleine Weckerl formen und auf ein mit Backpapier ausgelegtes Backblech legen. Die Weckerl noch einmal eine halbe Stunde ruhen lassen und danach mit Wasser bestreichen sowie mit Kürbiskernen bestreuen.

● Im vorgeheizten Backofen bei 160 °C Ober-/Unterhitze ca. 15–20 Minuten backen.

● Für den Meerrettichaufstrich Quark, Pfeffer, Salz und Meerrettich gut verrühren.

● Die abgekühlten Kürbiskernweckerl mit dem Meerrettichaufstrich servieren und mit Tomaten- oder Gurkenscheiben, Sprossen oder Käferbohnen garnieren.

Tipp Für die Kürbiskernweckerl kann auch anderes Mehl nach Belieben verwendet werden.

Kürbiskernbrot mit Eiern

Für 1 großen Laib
ca. 1½ Std.

800 g Weizenmehl • 800 g Roggenmehl • 40 g Frischhefe (oder 1 Pkg Trockenhefe) • 100 g Kürbiskerne • 1½ l Wasser (lauwarm) • 2 TL Salz

- Die naturbelassenen Kürbiskerne in einer Pfanne ohne Fett kurz anrösten. Alle Zutaten miteinander vermischen und mit dem lauwarmen Wasser zu einem mittelfesten Teig kneten.

- Bei Zimmertemperatur 30 Minuten gehen lassen. Backofen inzwischen auf 220 °C Ober-/Unterhitze vorheizen.

- Teig nochmals kneten und daraus einen Brotlaib formen. Auf ein mit Backpapier belegtes Blech legen und wieder gehen lassen. Der Teig sollte um ein Drittel aufgehen.

- Anschließend bei 220 °C Ober-/Unterhitze ca. 1 Stunde backen. Die Kruste sollte knusprig sein. Danach das Brot auf einem Rost auskühlen lassen.

Das passt dazu Als Frühstück am besten mit einem weichen Ei, Spiegelei oder einer Eierspeise genießen.

Tipp Anstelle vom Weizenmehl eignet sich auch Dinkelmehl ausgezeichnet.

Spermidin-Milchshake mit Heidelbeeren

Für 1 Portion
ca. 5 Min.

300 ml Milch • 1 EL Weizenkeime • 1 EL Kürbiskerne, gerieben • 100 g Heidelbeeren (frisch oder tiefgekühlt)

- Alle Zutaten gut mit dem Stabmixer oder einem Smoothie-Maker pürieren und gleich genießen.

Tipp Ein perfekter Tag in den Start – auch für jene Menschen gut geeignet, die morgens noch keinen Appetit auf ein großes Frühstück haben.

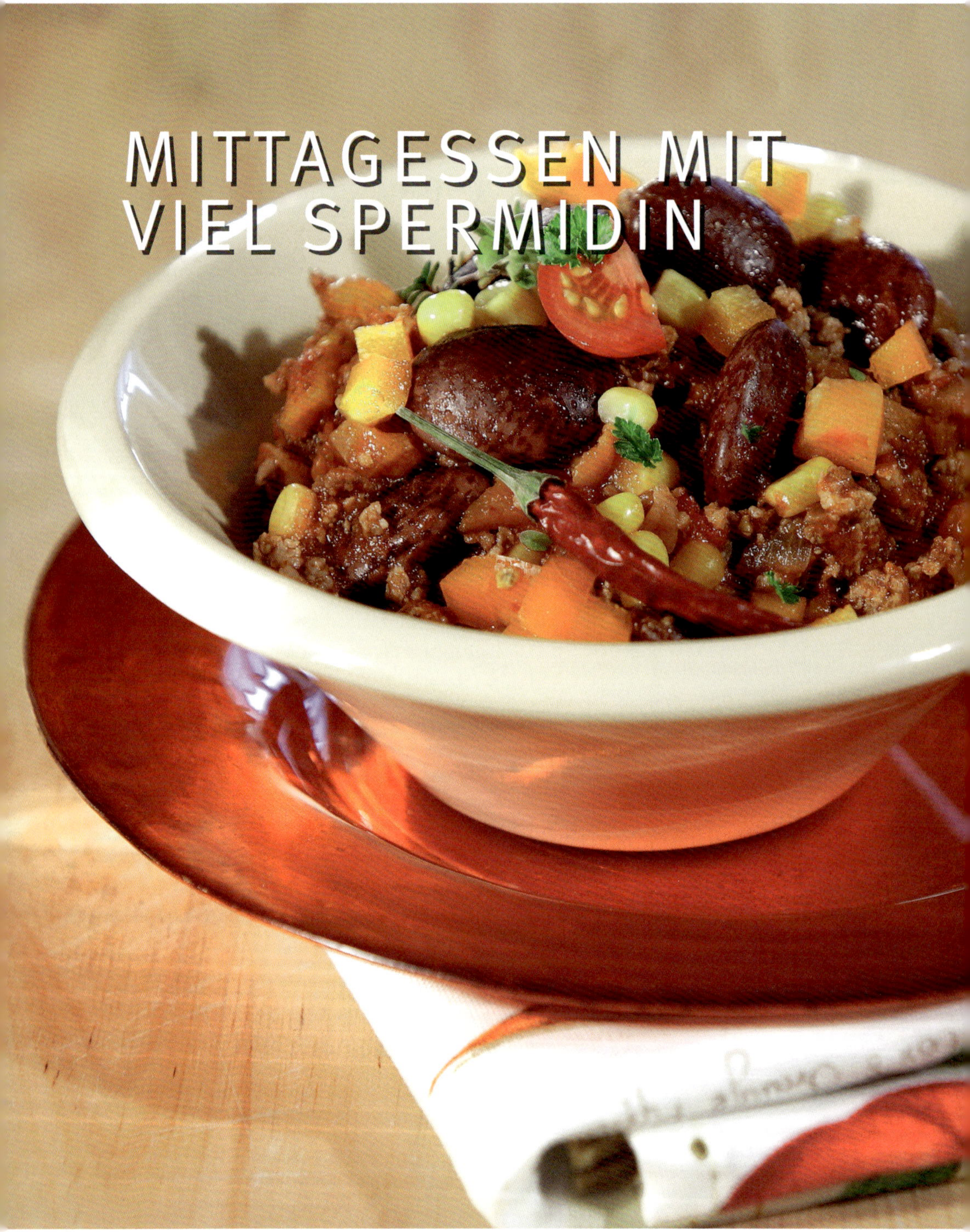

MITTAGESSEN MIT VIEL SPERMIDIN

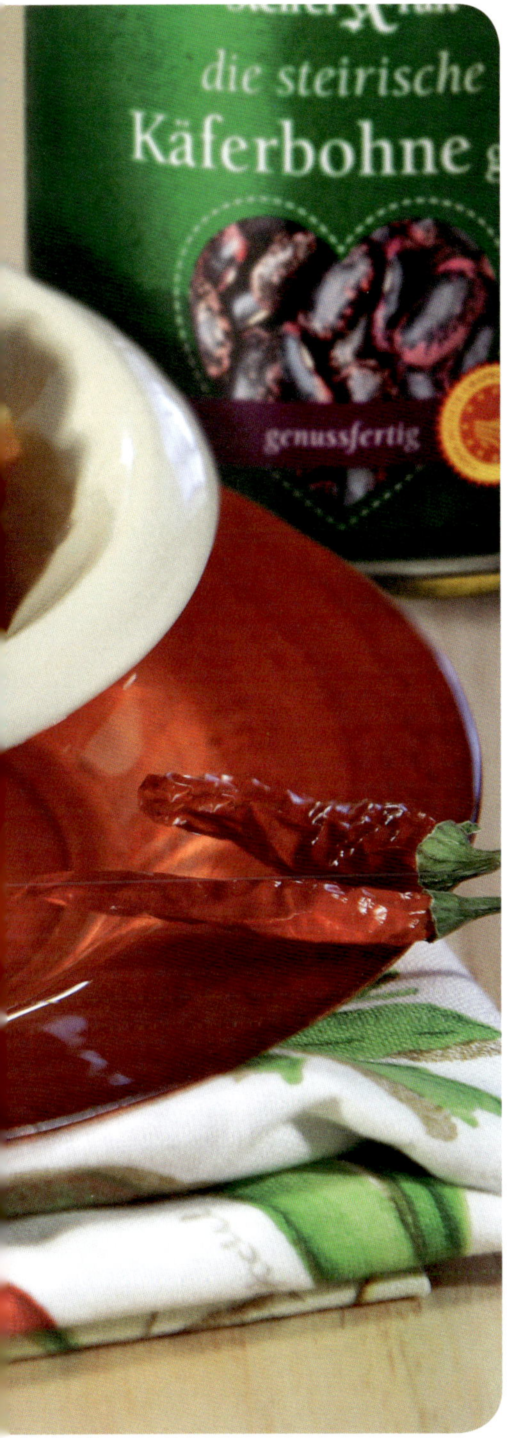

Steirisches Chili

Für 4 Portionen
ca. 30 Min.

250 g Zwiebel • 2 Knoblauchzehen • 3 EL Sonnenblumenöl • 250 g gemischtes Hack • 500 g Tomatenwürfel • 1 EL Tomatenmark • 350 g Steirische Käferbohnen, g. U. genussfertig (abgetropft) • 150 g Gemüsemais aus der Dose • 150 g Kürbis oder Karotten (gewürfelt) • 1 gelbe Paprika (gewürfelt) • Chilischote (nach Geschmack) • Salz • Cayennepfeffer • etwas Suppenwürze

- Zwiebel und Knoblauch schälen, fein hacken und im erhitzten Öl hellbraun anrösten.

- Hackfleisch ebenfalls hinzufügen und anbraten. Danach Tomatenwürfel, Tomatenmark, Käferbohnen sowie den Mais mit der Dosenflüssigkeit beigeben. Paprika und Kürbis auch in den Topf geben.

- Nun mit der Chilischote und den Gewürzen gut abschmecken. Das steirische Chili noch 20 Minuten bei niedriger Temperatur köcheln lassen und öfter umrühren.

Ravioli mit Kürbis-Frischkäse-Füllung in Steinpilzsauce

Für 4 Portionen
ca. 1 Std.

Für die Ravioli
- 130 g Hartweizengrieß
- 130 g Mehl (griffig)
- 2 mittlere Eier (ca. 87 g)
- 2 Eidotter (ca. 50 g)
- 1 EL Steirisches Kürbiskernöl g. g. A.

Für die Pilzsauce
- 2–3 EL Butter
- 1 Schalotte (fein gehackt)
- 1 Zehe Knoblauch (fein gehackt)
- 200 g Steinpilze (geputzt und klein geschnitten)
- 200 ml Sahne
- 200 ml Hühner- oder Gemüsefond
- 100 ml Weißwein (trocken)
- Salz, Pfeffer (frisch gemahlen)

Für die Füllung
- 300 g Frischkäse
- 100 g Quark
- 80 g Käse (gerieben, z. B. Emmentaler)
- 60 g Kürbiskerne, gerieben
- 2 EL Steirisches Kürbiskernöl g. g. A.
- Salz, weißer Pfeffer (frisch gemahlen)

Zum Garnieren
- essbare Blüten
- Radieschensprossen
- Kürbiskerne, gehackt

● Hartweizengrieß, Mehl, Eier und Kürbiskernöl für den Nudelteig gut verrühren und den Teig anschließend eine gute Stunde kühl ruhen lassen.

● Schalotte, Knoblauch und Steinpilze für die Sauce in Butter anschwitzen. Danach mit Sahne, Fond und Weißwein ablöschen und einreduzieren lassen. Vor dem Servieren noch mit Salz und Pfeffer würzen.

● Für die Füllung alle Zutaten vermengen und mit Salz und Pfeffer würzen.

● Den Ravioliteig dünn ausrollen und halbieren. Die Füllung auf einer Hälfte mit einem Spritzsack drapieren und dabei immer etwas Abstand zwischen den Tupfen lassen. Den frei gebliebenen Teig mit Wasser bestreichen und die zweite Hälfte darüberlegen. Mit einem runden Ausstecher in kreisförmigen Bewegungen die Luft zwischen den beiden Teigschichten entfernen und danach die Ravioli ausstechen. In Salzwasser kochen, bis sie an der Oberfläche schwimmen.

● Die fertigen Ravioli zusammen mit der Steinpilzsauce servieren und mit essbaren Blüten, Sprossen sowie Kürbiskernen ausgarnieren.

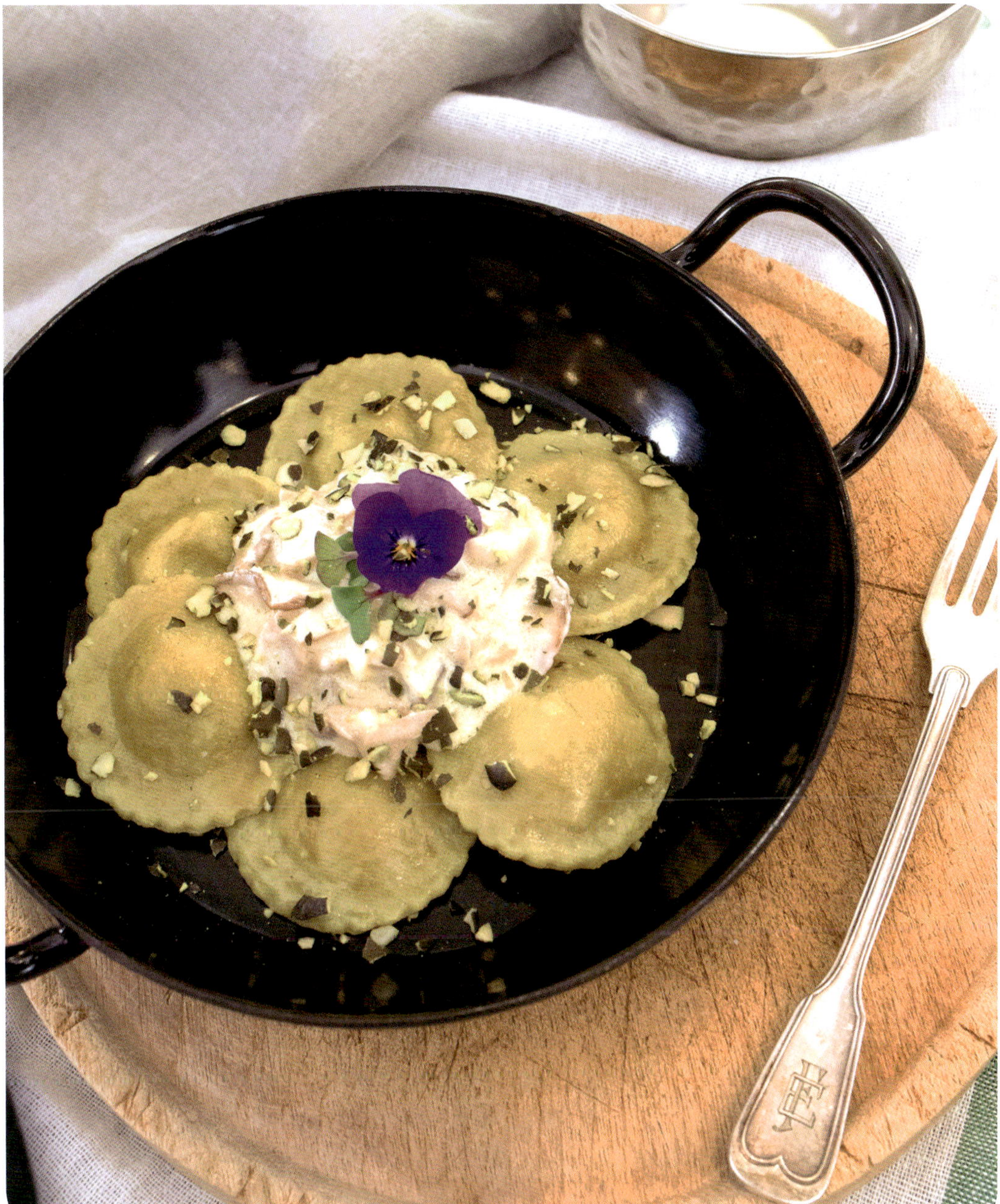

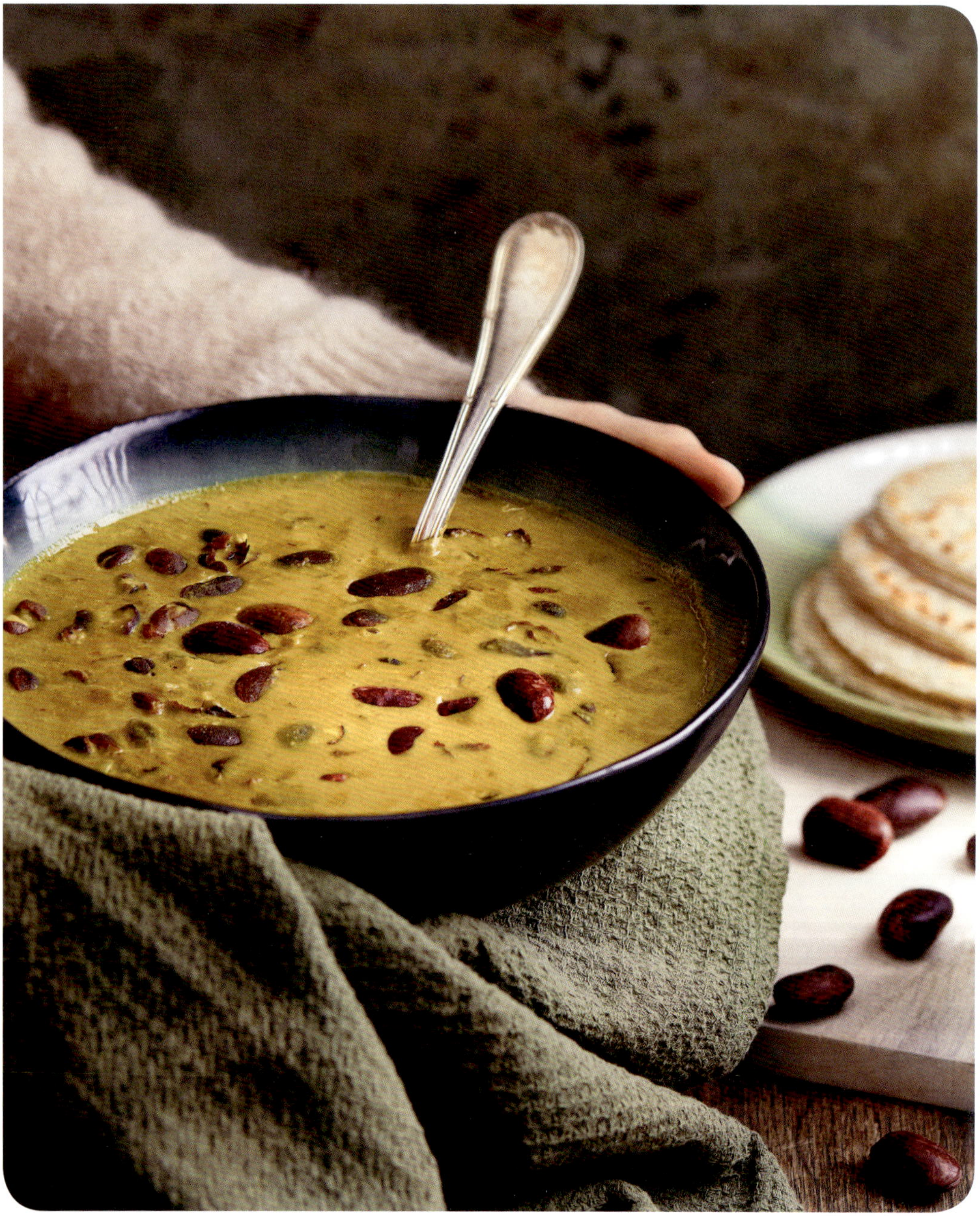

Veganes Käferbohnen-Dhal-Curry mit Kokos-Roti

Für 4 Portionen

ca. 20 Min.

Für das Käferbohnen-Dhal-Curry

- 1 EL Kokosöl (alternativ jedes andere pflanzliche Öl)
- 1 große Zwiebel (klein gehackt)
- 2 Knoblauchzehen (klein gehackt)
- 1 daumengroßes Stück Ingwer (klein gehackt)
- 1 TL Kurkuma
- ½ TL rotes Chilipulver
- 1 getrocknete Chilischote
- 750 g Steirische Käferbohnen, g. U. genussfertig
- 200 ml Wasser, nach Bedarf mehr
- 600 ml Kokosmilch
- Salz, Pfeffer (frisch gemahlen)

Für die Kokos-Roti

- 140 g Kokosflocken
- 25 g Weizenkeime
- 200 ml heißes Wasser
- 180 g Mehl
- 1 TL Salz

Kokosöl in einem Topf erhitzen. Kleingehackte Zwiebel darin dünsten, nach etwa einer Minute gehackte Knoblauchzehen und Ingwer hinzufügen und kurz mitbraten. Anschließend Kurkuma, Chilipulver und die getrocknete Chilischote dazugeben und etwa 30 Sekunden rösten.

Käferbohnen abseihen, waschen, abtropfen lassen und in den Topf geben, mit dem Wasser und der Hälfte der Kokosmilch aufgießen und etwa 15 Minuten köcheln. Abschließend die restliche Kokosmilch und bei Bedarf noch etwas Wasser unterrühren, einmal aufkochen und mit Salz und Pfeffer würzen.

Für die Kokos-Roti die Kokosflocken sowie die Weizenkeime mit heißem Wasser übergießen und einige Minuten quellen lassen. Anschließend Mehl sowie Salz hinzufügen und kräftig kneten.

Den Teig in 4 Stücke teilen, Kugeln daraus formen, mit dem Handballen plattdrücken und die Fladen in einer heißen Pfanne beidseitig anbraten und noch lauwarm mit dem Dhal-Curry servieren.

Risotto mit gebratenen Kräuterseitlingen

Für 4 Portionen
ca. 30 Min.

- 40 g Butter
- ½ Zwiebel (fein gehackt)
- 50 g Gemüsewürfel (z. B. Karotten, Zucchini)
- 20 g Kürbiskerne, gehackt
- 250 g Risottoreis (Rundkornreis)
- 60 ml Weißwein
- ½ l Gemüsefond
- 200 g Kräuterseitlinge
- 1 EL Öl zum Anbraten
- 70 g Parmesan (gerieben)
- 30 g Butter
- 1 EL Steirisches Kürbiskernöl g. g. A.

● Für den Risotto 40 g Butter schmelzen, darin die Zwiebel, Gemüsewürfel und die Kürbiskerne glasieren. Den Reis hinzufügen und mit Weißwein ablöschen.

● Auf kleiner Stufe unter ständigem Rühren bissfest garen. Zwischendurch immer wieder mit Gemüsefond aufgießen.

● Inzwischen die Kräuterseitlinge putzen, halbieren und in etwas Öl einige Minuten anbraten.

● Sobald der Reis bissfest ist, die Kräuterseitlinge unter den Risotto heben und die restliche Butter, den Parmesan sowie das Kürbiskernöl unterrühren und gleich servieren.

Kürbiskern-Ricotta-Gnocchi auf gebratenen Salatherzen

Für 4 Portionen
ca. 35 Min.

Für die Gnocchi
- 250 g Ricotta
- 1 Eigelb
- 60 g Weizenmehl
- 30 g Parmesan (fein gerieben)
- 30 g Kürbiskerne, gehackt
- Salz, Pfeffer (frisch gemahlen)
- Mehl (zum Bestäuben)

Für die Salatherzen
- 8 Romana-Salatherzen
- Butter (zum Anbraten)

Für die Ratatouille-Vinaigrette
- ½ Zucchini
- je ½ rote und gelbe Paprika
- ½ Zwiebel
- 1 Chilischote
- Olivenöl (zum Anbraten)
- ½ TL Tomatenmark
- 1 Knoblauchzehe (fein gehackt)
- 1 Zweig Thymian
- 150 ml Gemüsefond
- 2 EL Maisstärke (mit etwas kaltem Wasser angerührt)
- 1–2 EL Steirischer Tomatenessig
- Salz, Zucker

Zum Garnieren
- Steirisches Kürbiskernöl g. g. A.
- essbare Blüten

- Gnocchi-Zutaten miteinander vermengen und die Masse zu Gnocchi formen, leicht mit Mehl bestäuben und in köchelndem Salzwasser ziehen lassen, bis sie an der Oberfläche schwimmen. Herausnehmen und gut abtropfen lassen.

- Die Salatherzen vierteln und in leicht schäumender Butter anbraten. Danach die gekochten Gnocchi in die Pfanne dazugeben und auch kurz anbraten lassen.

- Für die Ratatouille-Vinaigrette Zucchini und Paprika waschen und in ca. ½ cm kleine Würfel schneiden. Die Zwiebel schälen und fein würfeln. Die Chilischote entkernen und ebenfalls fein schneiden. In einer beschichteten Pfanne etwas Öl erhitzen und Zwiebel, Paprika sowie Zucchini bei mittlerer Hitze unter Rühren andünsten. Tomatenmark, Knoblauch und Thymian einrühren, kurz mitdünsten lassen und mit dem Gemüsefond ablöschen.

- Angerührte Maisstärke sowie Tomatenessig und Chili nach Geschmack beimengen, alles zusammen kurz aufkochen lassen. Die Vinaigrette vom Herd nehmen und mit Salz und Zucker würzen.

- Die Gnocchi-Salatherzen-Mischung auf einem Teller anrichten und mit der Ratatouille-Vinaigrette sowie ein paar Tropfen Kürbiskernöl und Blüten garnieren.

Mit Falafel und Käferbohnenhummus gefüllte Pita

Für 40 Falafel und 10 Pitas
ca. 1½ Std.

Für den Pita-Teig
- 550 g Dinkelmehl (glatt) + etwas mehr für die Arbeitsfläche
- 1 TL Salz
- 1 Pkg Trockenhefe
- 300 ml Wasser (lauwarm)
- 1 EL Sesam (weiß oder schwarz)

Für die Falafel
- 1 Semmel (altbacken)
- 330 g Steirische Käferbohnen, g. U. genussfertig (abgetropft)
- 280 g Bio-Kichererbsen, gekocht (abgetropft)
- 30 ml Kichererbsen-Abtropfwasser
- 1 rote Zwiebel
- 2 Knoblauchzehen
- 250 g Kürbiskerne, gerieben
- 1 Schuss Steirisches Kürbiskernöl g. g. A.
- 2 TL Kreuzkümmel
- 1 TL Paprikapulver
- Salz, Pfeffer

Für den Hummus
- 250 g Steirische Käferbohnen, g. U. genussfertig (abgetropft)
- 50 ml Käferbohnen-Abtropfwasser
- 2 EL Tahin (Sesampaste)
- Saft einer Zitrone
- 3 EL Olivenöl
- 2 Knoblauchzehen
- 1 TL Kreuzkümmel
- 1 TL Paprikapulver
- Salz
- Pfeffer (optional)

Für die Sauce
- 100 ml Joghurt
- 2 EL Tahin (Sesampaste)
- 1 Spritzer Zitronensaft

● Für den Pita-Teig Dinkelmehl, Salz, Trockenhefe und lauwarmes Wasser in eine Rührschüssel geben und mit den Knethaken eines Mixers oder mit der Hand gut durchkneten. Mindestens 30 Minuten (noch besser 1 Stunde) gehen lassen.

● Während der Teig geht, die Käferbohnenfalafel zubereiten: Ofen auf 220 °C Ober-/Unterhitze vorheizen. Die Semmel 10 Minuten in warmem Wasser einweichen, danach ausquetschen und mit einer Gabel zerdrücken.

● Käferbohnen, Bio-Kichererbsen und das Kichererbsen-Abtropfwasser mit dem Stabmixer pürieren. Zwiebel und Knoblauchzehen schälen, klein hacken und gemeinsam mit den geriebenen Kürbiskernen, der zerdrückten Semmel, dem Schuss Kürbiskernöl und den Gewürzen zur Hülsenfrüchte-Masse geben und verrühren.

● Aus der kompakten Masse jeweils 1 EL abnehmen und mit feuchten Handflächen kleine Kugeln formen. Diese auf ein mit Backpapier belegtes Backblech legen, vorsichtig flach drücken und etwa 10 Mi-

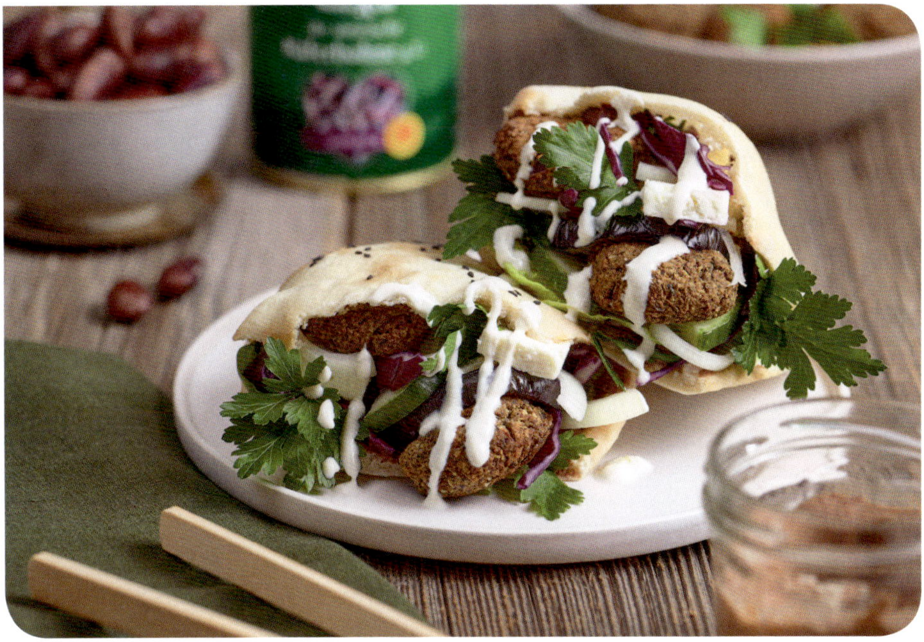

nuten im Ofen backen, vorsichtig wenden und weitere 8–10 Minuten backen.

- Mit den Pitafladenbroten fortfahren: Den Teig auf einer stark bemehlten Arbeitsfläche in 10 Stücke teilen, Kugeln formen und diese ½ cm dick ausrollen, auf ein mit Backpapier belegtes Backblech legen und noch einmal 5 Minuten gehen lassen. Anschließend mit Wasser bestreichen und mit Sesam bestreuen. 7 Minuten bei 220 °C Ober-/Unterhitze backen.

- Für den Käferbohnenhummus Käferbohnen abtropfen lassen, dabei ca. 50 ml des Abtropfwassers zurückbehalten. Käferbohnen-Abtropfwasser, Tahin, Zitronensaft, Olivenöl, gepresste Knoblauchzehen und Gewürze zu den Käferbohnen geben, pürieren und im Kühlschrank durchziehen lassen.

- Für eine schnelle Sauce Joghurt, Tahin und Zitronensaft verrühren.

- Zum Servieren das obere Viertel der Pitas wegschneiden, dann quer bis zur Hälfte einschneiden. Zuerst mit Käferbohnenhummus bestreichen, dann mit saisonalem Gemüse, den Falafeln und der Sauce füllen.

Das passt dazu Rote-Bete-Salat

Grünes Dinkelrisotto

Für 2 Portionen
ca. 40 Min.

- 1 EL Olivenöl
- 2 Knoblauchzehen (gehackt)
- 100 g Dinkelreis
- 300 ml Gemüsebrühe
- 1 gelbe Karotte (in Würfel geschnitten)
- 1 EL frische Kräuter wie Oregano, Basilikum
- 200 g grünes Gemüse (vorgekocht, Bohnenschoten, Brokkoli, Erbsen, Zucchini)
- 1 EL Lauch (gehackt)
- 1 Prise Zimt
- Pfeffer
- Salz
- Kürbiskerne
- einige Tropfen Steirisches Kürbiskernöl g. g. A.

- Das Olivenöl in einem Topf erhitzen und die Knoblauchzehen mit dem Dinkelreis kurz anrösten und mit einem Teil der Brühe aufgießen.

- Die Karottenwürfel zugeben, auf geringe Hitze zurückschalten und köcheln lassen, bis der Dinkelreis kernig weich ist. Immer wieder Brühe nachgießen.

- Das vorgekochte grüne Gemüse und den Lauch zugeben, unterrühren und noch einige Minuten weiterköcheln lassen. Gut abschmecken.

- Unbehandelte Kürbiskerne in einer Pfanne ohne Fett leicht anrösten.

- Fertiges grünes Dinkelrisotto mit gerösteten Kürbiskernen bestreuen und vor dem Servieren noch mit einigen Tropfen Kürbiskernöl abrunden.

Tipp Nur Mut – dieses Rezept ist äußerst wandelbar und lässt sich mit fast jedem Gemüse zubereiten, am besten frisch vom Markt.

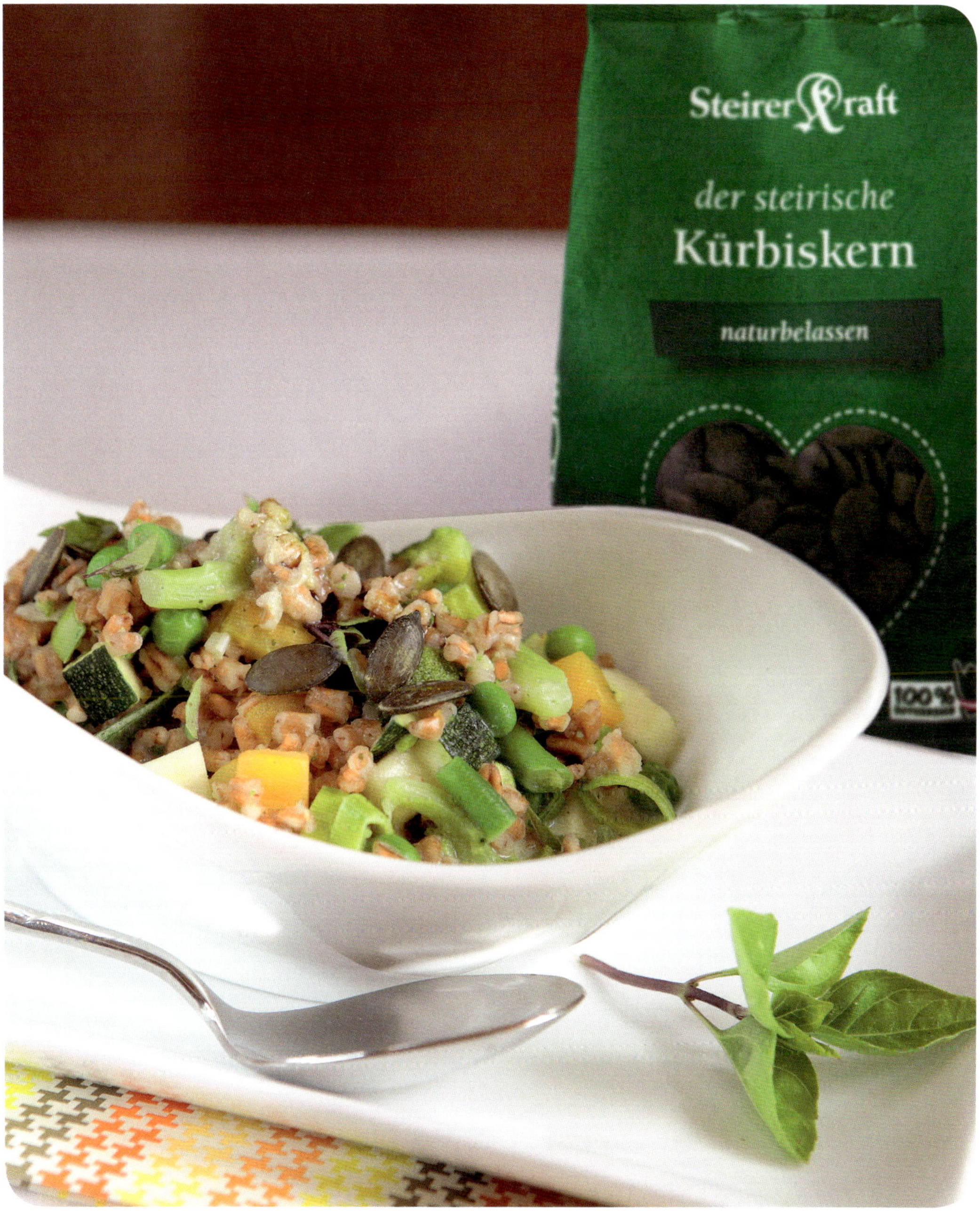
SteirerKraft
der steirische
Kürbiskern
naturbelassen

ABENDESSEN MIT SPERMIDIN-PLUS

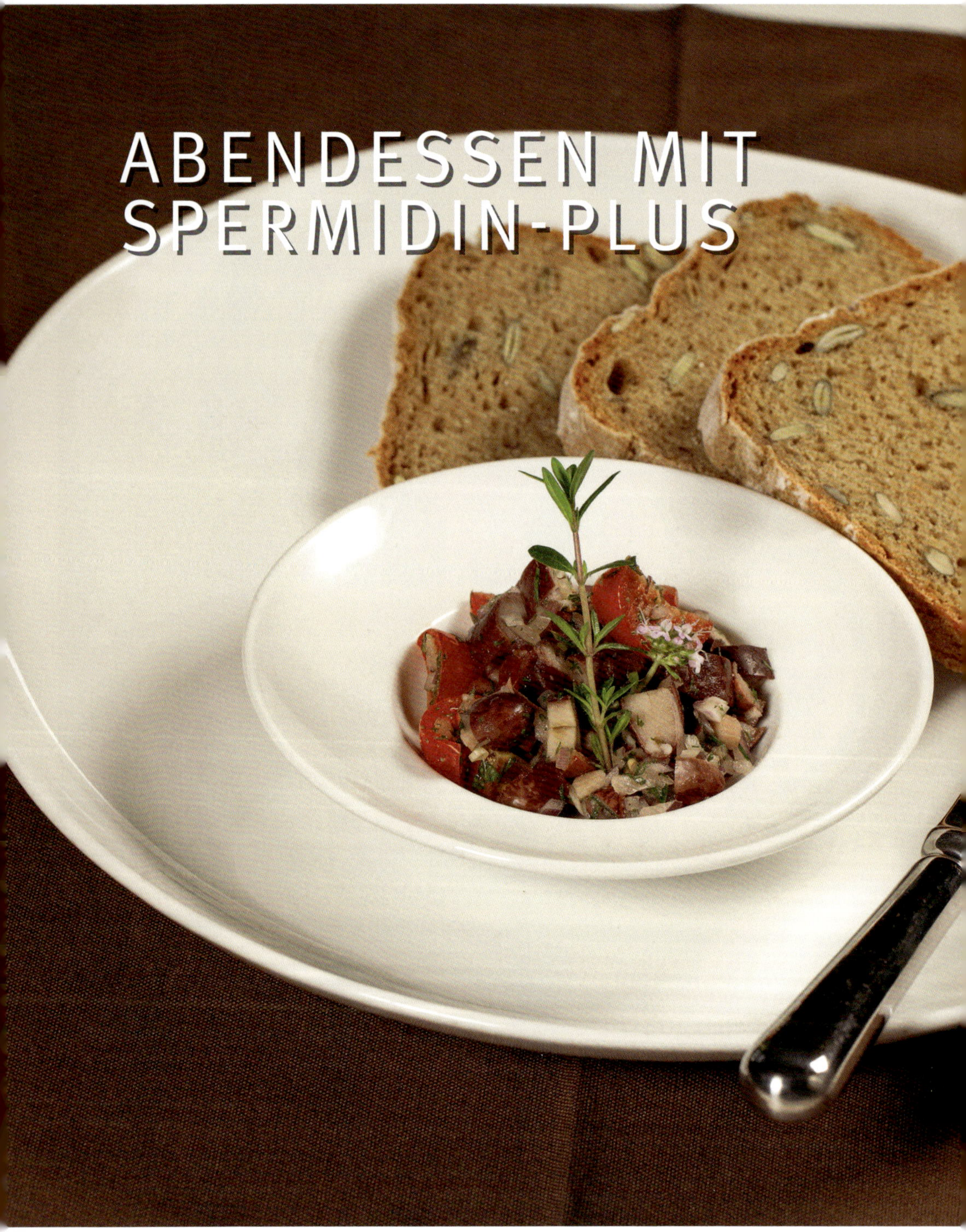

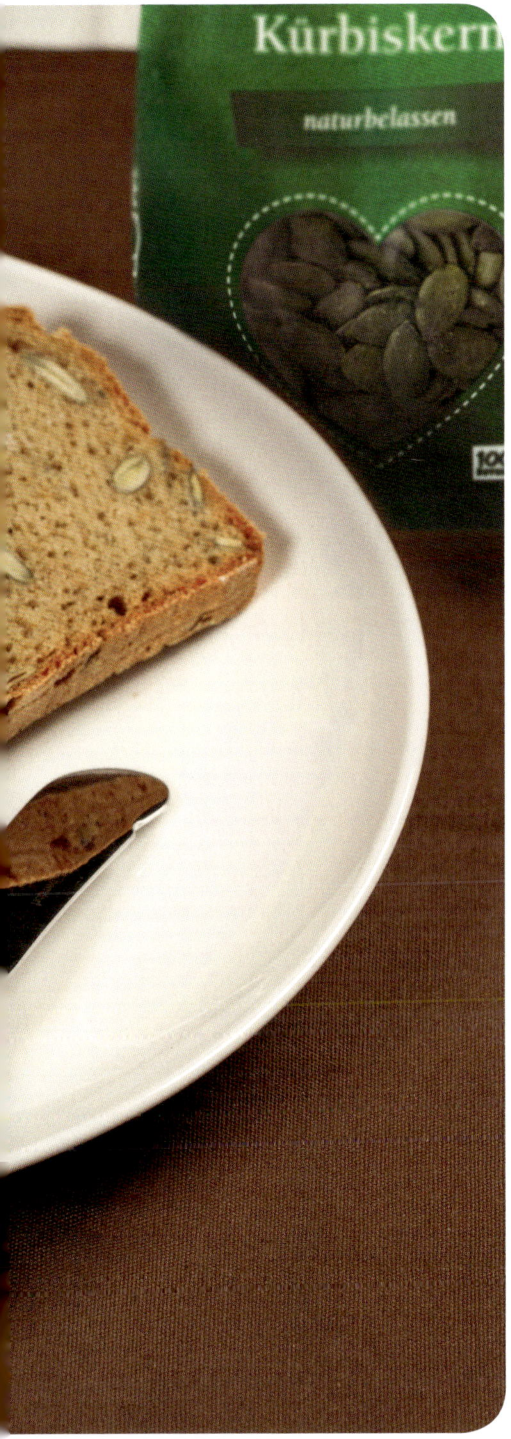

Käferbohnensalsa auf Vollkornbrot

Für 2 Portionen
ca. 5 Min.

500 g Cherrytomaten • 1 Zwiebel • 125 g Steirische Käferbohnen g. U. genussfertig (abgetropft) • Salz • Pfeffer • Kräuter (nach Geschmack) • Vollkorn-Kürbiskernbrot (Seite 89)

- Cherrytomaten waschen und klein schneiden. Zwiebel schälen und klein würfeln. Käferbohnen halbieren und mit den Tomaten und Zwiebeln mischen.

- Mit Salz, Pfeffer und Kräutern abschmecken. Käferbohnensalsa mit Vollkorn-Kürbiskernbrot anrichten und genießen.

Salatwraps mit Spermidin-Toppings

Für 4 Portionen
ca. 15 Min.

Für die Salatwraps
- 2 Kopfsalate (z. B. Grazer Krauthäuptel)

Für die Käferbohnenpaste
- 400 g Steirische Käferbohnen g. U., genussfertig (abgetropft)
- 400 g kleine weiße Bohnen (essfertig)
- ½ Zitrone, Schalenabrieb
- 2 Zitronen, Saft
- 1 Knoblauchzehe
- 1 Handvoll Petersilie
- Salz, Pfeffer
- 40 ml Pflanzenöl
- 40 ml Steirisches Kürbiskernöl g. g. A.
- 100 g Kürbiskerne, gehackt

Mögliche Toppings
- 100 g Pilze (z. B. Kräuterseitlinge)
- 150 g Kürbiskerne
- 100 g Räucherforellenfilet

● Am besten einen Salat mit großen, stabilen Blättern verwenden. Salatblätter waschen und gut abtropfen lassen.

● Für die Paste die Käferbohnen, weiße Bohnen, Zitronensaft, Zitronenschalenabrieb, Knoblauch, Petersilie, Salz, Pfeffer, Öl und Kürbiskernöl in einer Küchenmaschine zu einer feinen Paste mixen. Dann die gehackten Kürbiskerne unterrühren und nochmal abschmecken.

● Die Salatblätter vorsichtig mit der Käferbohnenpaste bestreichen, sie bilden die Grundlage der Wraps. Die Toppings sind je nach Saison und individuellem Geschmack frei kombinierbar.

● Für das Pilz-Topping: 100 g Pilze (z. B. spermidinreiche Kräuterseitlinge) je nach Größe vierteln oder achteln und scharf in Öl anbraten, mit Salz und Pfeffer würzen.

● Für das Kürbiskern-Topping: 150 g Steirische Kürbiskerne naturbelassen salzen und in der Pfanne rösten.

● Für das Räucherforellenfilet-Topping: Die Haut entfernen und das Filet in mundgerechte Stücke zerteilen.

● Nachdem man 3–4 Toppings auf die bestrichenen Salatblätter gegeben hat, wrapartig einrollen oder von allen Seiten einschlagen. Wenn alle Wraps fertig sind – reinbeißen und genießen!

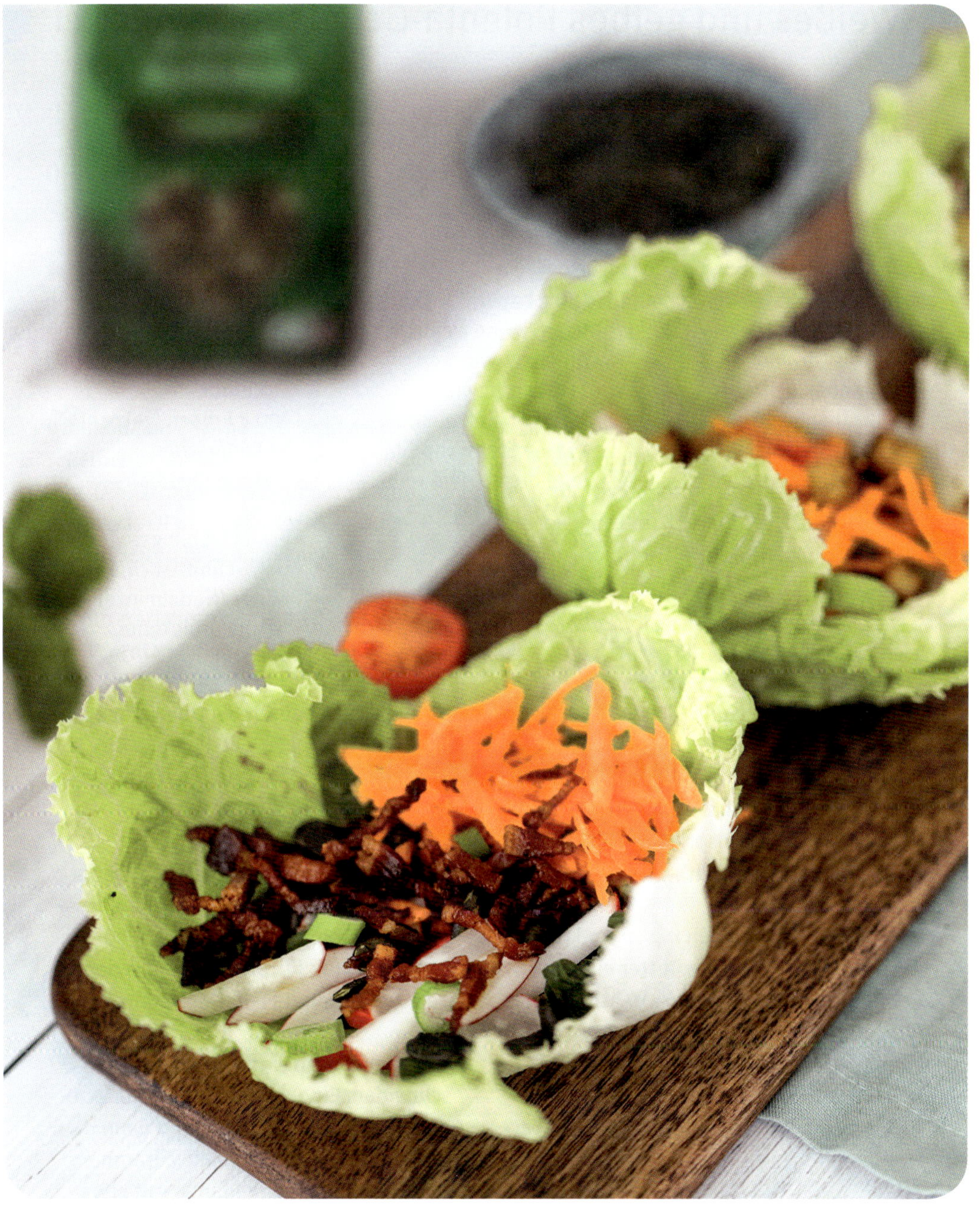

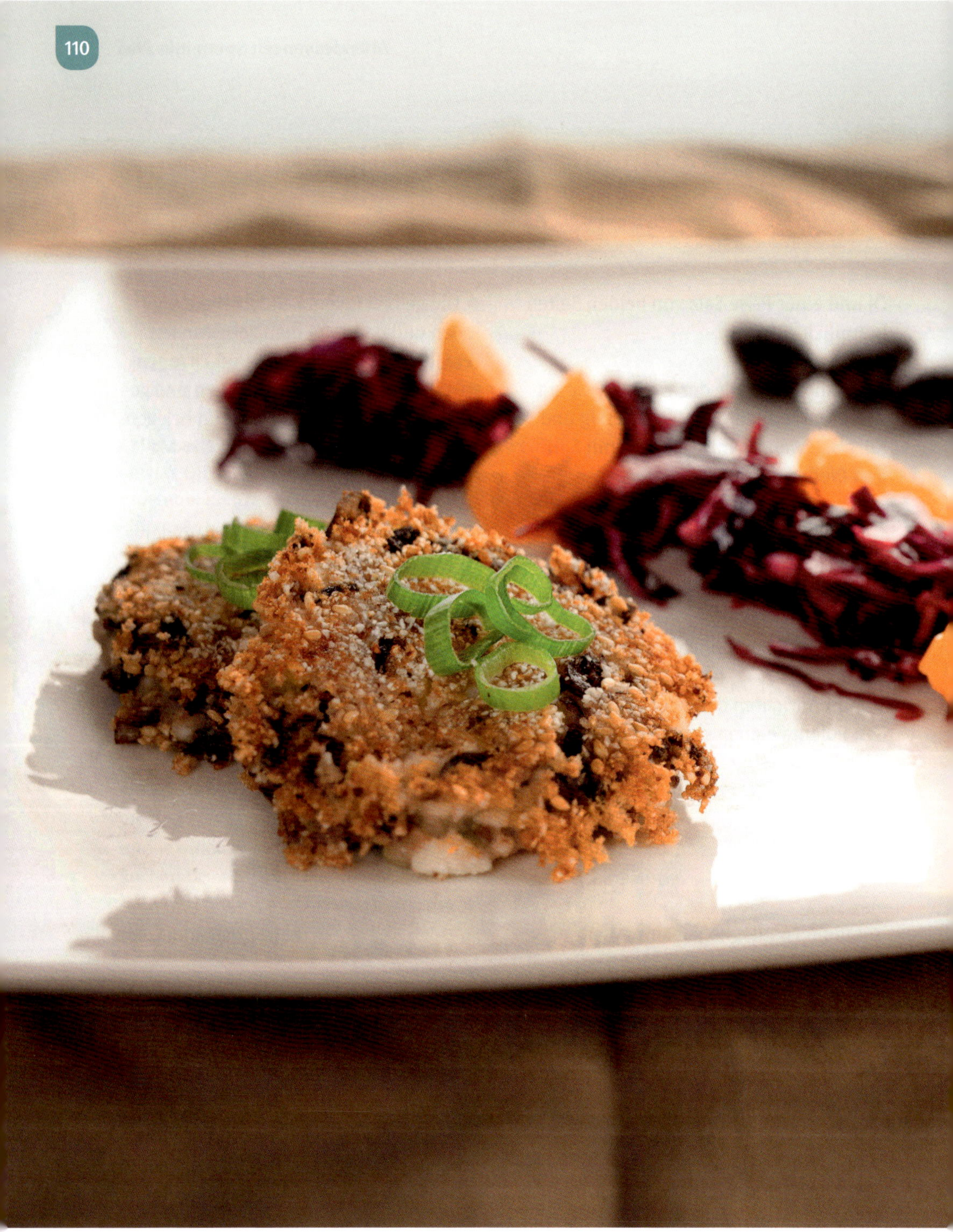

Käferbohnenbratlinge mit Mandarinen-Rotkohl-Salat

Für 4 Portionen
ca. 35 Min.

Für den Rotkohl-Salat
- 250 g Rotkohl
- 1 große Prise Salz
- 4 Mandarinen
- Saft von einer Mandarine
- 4 EL Steirischer Zwetschkenessig
- 2 EL Sonnenblumenöl
- 1 Chilischote

Für die Käferbohnen-bratlinge
- 400 g Steirische Käfer-bohnen, g. U. genuss-fertig (abgetropft)
- 100 g Feta
- 2 Frühlingszwiebeln
- 30 g Steirische 1-Minu-ten-Polenta, weiß fein
- 30 g Semmelbrösel
- Salz
- Pfeffer (frisch gemah-len)
- 1 Prise Kümmel (gemahlen)
- 1 Ei
- Kürbiskerne, gehackt (zum Panieren)
- Sesam (zum Panieren)
- Sonnenblumenöl (zum Braten)

Zum Garnieren
- Kürbiskerne, gehackt
- Frühlingszwiebelringe

Für den Salat den Rotkohl fein schneiden, mit einer kräftigen Prise Salz verkneten und mindestens 10 Minuten ziehen lassen.

In der Zwischenzeit Käferbohnen und Feta grob hacken, Frühlingszwiebeln in feine Ringe schneiden und alles in einer Schüssel vermengen. Polenta, Semmelbrösel, Salz, Pfeffer und Kümmel ebenfalls dazugeben. Zum Binden noch ein Ei beigeben, gut verrühren und die Käferbohnen-Masse kurz ruhen lassen.

Mandarinen schälen und filetieren. Den Rotkohl mit ausgepresstem Mandarinensaft, Zwetschkenessig und Öl marinieren sowie mit fein geschnittener Chili nach Belieben abschmecken.

Aus der Käferbohnen-Masse mit leicht befeuchteten Händen kleine Bratlinge formen und gut festdrücken. Polenta, Kürbiskerne und Sesam vermischen. Bratlinge in der Mischung panieren, in einer Pfanne bei mittlerer Hitze in etwas Öl von beiden Seiten knusprig anbraten und dabei ein wenig flach drücken.

Die fertigen Käferbohnenbratlinge mit dem Rotkohl-Salat anrichten, die Mandarinenfilets darauf drapieren und mit Kürbiskernen sowie klein geschnittenen Frühlingszwiebeln garnieren.

Zwiebelsuppe mit Cheddar-Kürbiskernbrot

Für 2 Portionen
ca. 20 Min.

- 2 mittlere Zwiebeln
- 1 TL Butter
- 1 Knoblauchzehe, gehackt
- 100 ml Weißwein
- 500 ml Gemüse oder Rindbrühe
- Salz und Pfeffer nach Bedarf
- 2 Scheiben Kürbiskernbrot (Seite 91)
- 50 g Cheddarkäse gerieben
- 1 EL Kürbiskerne, gehackt

● Die Zwiebeln schälen und in feine Ringe schneiden. In der zerlassenen Butter bei mittlerer Hitze anrösten. Die gehackte Knoblauchzehe hinzufügen.

● Sobald die Zwiebeln etwas Farbe angenommen haben, mit Weißwein ablöschen und mit der Brühe aufgießen. Mit Salz und Pfeffer würzen und ca. 10 Minuten köcheln lassen.

● Inzwischen den geriebenen Cheddarkäse auf 2 Scheiben Kürbiskernbrot verteilen, mit gehackten Kürbiskernen bestreuen und bei großer Oberhitze oder mit der Grillfunktion im Backofen toasten, bis der Käse geschmolzen ist und stellenweise eine hellbraune Farbe angenommen hat.

● Die Suppe in Suppenschüsseln anrichten und mit dem Cheddarkäse-Kürbiskernbrot servieren.

Pilz-Omelett mit Kürbiskernbrot

Für 2 Portionen
ca. 10 Min.

1 kleine Zwiebel oder Schalotte • 300 g frische Pilze (z. B. Champignons, Kräuterseitlinge, Shiitake) • 2 TL neutrales Pflanzenöl • 4 Eier • 1 Prise Salz • 1 Prise Muskatnuss • Pfeffer, gemahlen • 1 Bund Petersilie, gehackt • 50 g Cheddarkäse, gerieben • 2 Scheiben Kürbiskernbrot (Seite 91)

- Die Zwiebel oder Schalotte schälen und klein hacken. Die Pilze putzen und in Scheiben schneiden. Beides gemeinsam in etwas Öl anbraten.

- Inzwischen die Eier mit Salz, Muskatnuss und Pfeffer verquirlen und in die Pfanne über die Pilze gießen. Die gehackte Petersilie ebenfalls unterrühren.

- Kurz bevor die Masse zu stocken beginnt, den geriebenen Cheddarkäse darüberstreuen, noch ein wenig verrühren und stocken lassen. Anschließend das Omelett zusammenschlagen und sofort mit dem Kürbiskernbrot servieren.

Steirische Käferbohnensuppe mit Tofu

Für 1 Portion
ca. 10 Min.

1 Dose Steirische Käferbohnensuppe, vegetarisch (400 g) • 50 g geräucherter Tofu • 1 EL Sojasauce • ½ weiße Zwiebel • etwas Öl (zum Braten) • Schnittlauch (fein geschnitten)

- Die Käferbohnensuppe in einem Topf erhitzen.

- In der Zwischenzeit Tofu in Scheiben schneiden, mit Sojasauce beträufeln und in mundgerechte Stücke teilen.

- Die Zwiebel schälen, in Ringe schneiden und in heißem Öl goldbraun rösten. Tofu ebenfalls anbraten und gemeinsam mit den gerösteten Zwiebelringen in die heiße Käferbohnensuppe einlegen.

Tipp Anstelle von geräuchertem Tofu können Sie natürlich auch Naturtofu verwenden.

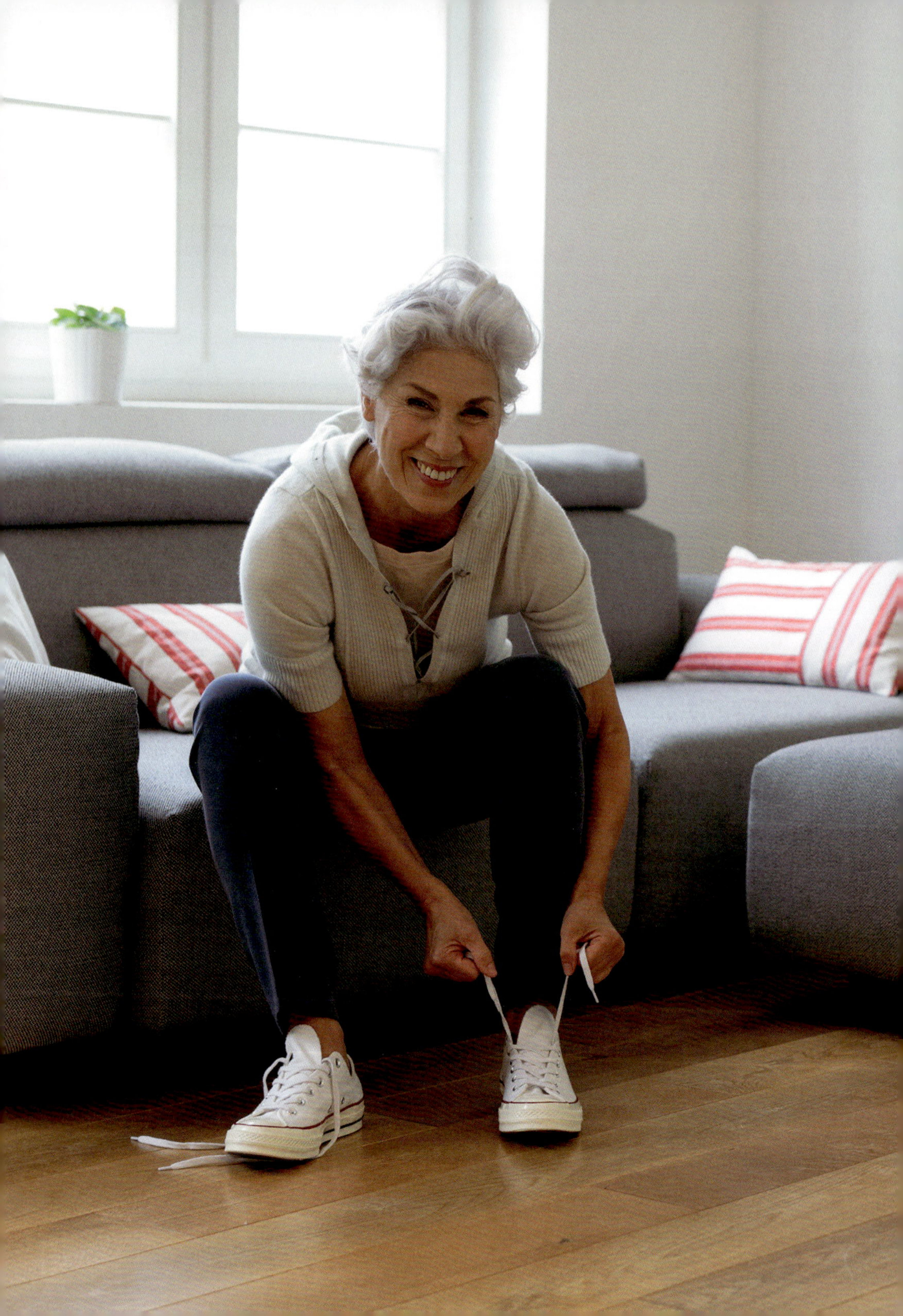

Gesundheit im Alter

Die kognitive Leistungsfähigkeit lässt sich auch im höheren Alter durch spermidinreiche Ernährung fördern: die Praxisaspekte der Wiener Demenzstudie.

Spermidinreiche Kost und geistige Fitness

Aribert Wendzel

Wie die Bewohner von Pflege- und Seniorenheimen von spermidinreicher Kost profitieren, wurde in Studien untersucht (siehe Kap. Die Wiener Demenzstudie mit Spermidin, Seite 30). Hier soll in erster Linie beschrieben werden, wie sich dieses Gesundheitsplus im Alltag auswirkt und wie es sinnvoll umgesetzt werden kann.

2018 trafen sich Univ. Prof. Dr. Reinhart Jarisch und Dir. Aribert Wendzel, einer von drei Geschäftsführern der steirischen »Gepflegt Wohnen«-Pflegeheime, zu einem Erstgespräch über den möglichen Zusammenhang von Spermidin und der Gedächtnisleistung, insbesondere bei älteren Menschen. (»Gepflegt Wohnen« betreibt in der Steiermark sieben Pflegeheime mit insgesamt 520 Bewohner*innen.) Das Ergebnis dieses und weiterer Treffen war dann die Studie »The positive effect of spermidine in older adults suffering from dementia« in Kooperation mit der Fachhochschule Wiener Neustadt, an der insgesamt 85 Bewohner*innen dieser Pflegeheime teilgenommen hatten.

Nach den beeindruckenden Ergebnissen dieser Studie (Seite 30) war es uns ein Anliegen, die gewonnenen Erkenntnisse in den Alltag unserer Pflegeheime zu integrieren. Es wurde zunächst in zwei Einrichtungen das daraus entwickelte Konzept unter dem Namen BrainFit® umgesetzt. Die übrigen fünf Häuser dieser Gruppe werden nach Auswertung der Pilotphase 2022 folgen.

Warum beteiligt sich ein Pflegeheim an einer wissenschaftlichen Studie zum Thema »Gedächtnisleistung«? Die Antwort ist einfach: Tagtäglich sehen meine Mitarbeiter*innen und ich, wie sehr die Demenz Menschen verändert. Vorstandsdirektoren finden ihr Zimmer nicht. Führungskräfte, die einstmals einer großen Schar an Mitarbeitenden vorstanden, können sich nicht mehr selbst anziehen. Hausfrauen, die jahrzehntelang für ihre Lieben gekocht und gesorgt haben, können sich nicht einmal mehr ein Butterbrot schmieren.

Aber Demenz hat nicht nur auf die Erkrankten selbst, sondern auch auf das gesamte Familiensystem Auswirkungen: Ehemänner erkennen ihre Frauen nicht mehr. Die (zumeist erwachsenen) Kinder erleben schmerzvoll, wie Vater oder Mutter sie verständnislos anschauen, selbst auf einfachste Fragen nicht mehr sinnvoll antworten können und in der letzten Stufe der Demenzerkrankung noch stärker abbauen.

Das Risiko, an Alzheimer zu erkranken, nimmt im Alter zu. Werden alle Altersgruppen zusammengefasst, ist etwa jeder 13. Mensch über 65 Jahre betroffen. Doch gibt es große Unterschiede zwischen den einzelnen Altersgruppen. Etwa ab dem 50. Lebensjahr können vereinzelte Fälle auftreten. Von den 65- bis 69-Jährigen ist bereits jeder Hundertste betroffen, unter den 80- bis 84-Jährigen ist es schon jeder Siebte und von den über 90-Jährigen leidet sogar jeder Dritte an Alzheimer. (Wenn man davon ausgeht, dass die Masse der Bewohner*innen eines Alters- oder Pflegeheimes 80+ ist, versteht man, warum der Anteil an dementen Bewohnern in diesen Häusern so hoch ist.)

Das BrainFit®-Ernährungskonzept

Ausgehend von in der Studie »The positive effect of spermidine in older adults suffering from dementia« gewonnenen Erkenntnissen, war relativ schnell klar, dass in der Wahl der richtigen Lebensmittel der größte Beitrag zum Erfolg zu suchen war. In Zusammenarbeit mit dem diätologisch geschulten Küchenchef Andreas Schwab wurde ein Ernährungskonzept entwickelt, das wir seither BrainFit® nennen.

Das Konzept ist schnell erklärt: Wo immer und wenn irgendwie möglich, werden dem Essen spermidinreiche Lebensmittel zugegeben. Aktuell erhalten 140 Personen in den Gepflegt-Wohnen-Heimen Hart bei Graz und Sinabelkirchen spermidinreiche Kost wie folgt:

- BrainFit®-Brot und BrainFit®-Brötchen von einem Bäcker aus Sinabelkirchen
- Polenta- (Maisgries-)Brötchen mit Kürbiskernen (aus der eigenen Küche)
- »Sonntagsbrot«
- Weizenkeime (= das Lebensmittel mit dem aktuell höchsten Spermidingehalt) in unseren Cremesuppen, im Kuchen, in der Parnier usw.

Zur Umsetzung dieses an sich simplen Grundsatzes ist im Haus eine Küche notwendig, in der nicht nur aufgewärmt, sondern auch tatsächlich noch frisch gekocht wird. Hier rächt sich nun ein Trend vieler großer Heimbetreiber, die zumeist aus Kostengründen auf sog. Convenience-food, also Gerichte, die für den Verbrauch schon weitgehend zubereitet sind, oder Halbfertigprodukte umgestellt haben, um teures Fachpersonal in den Küchen zu sparen.

Regelmäßige Gedächtnistests zur Qualitätssicherung

Uns war und ist es wichtig, dass die Erhebung der Gedächtnisleistung nicht nur ein einmaliger Vorgang zu wissenschaftlichen Zwecken sein sollte, sondern ein wichtiger Bestandteil unseres BrainFit®-Konzeptes wird. Zu diesem Zweck wurden je Heim zwei Mitarbeiter*innen von der FH Wiener Neustadt in der Verwendung des sog. CERAD-Tests (Seite 33) geschult. Dies ist eine standardisierte Testbatterie zur Ermittlung verschiedener kognitiver Leistungen.

Die Bewohner*innen unserer Häuser können sich dieser Testung auf freiwilliger Basis unterziehen. Die Testung benötigt im Schnitt 35–45 Minuten und besteht aus Bereichen wie z. B. Überprüfung der verbalen Flüssigkeit, Figuren abzeichnen, Wortlisten lernen, abrufen und wiedererkennen, aber auch dem Mini-Mental-Status-Test.

Um stets die Vergleichbarkeit mit der Testung der Studie aus 2018/2019 herstellen zu können, wird der/die Bewohner*in nach drei Monaten erneut getestet. Das Ganze fordert natürlich einen gewissen zeitlichen wie auch organisatorischen Aufwand, da die ausgefüllten Tests nicht nur zur FH Wiener Neustadt

Der Erfolg von BrainFit® basiert auf fünf Säulen

1. Das Bekenntnis der drei Geschäftsführer, dass in den Gepflegt-Wohnen-Heimküchen täglich frisch und mit hochwertigen regionalen Produkten gekocht wird.
2. Die wissenschaftliche Begleitung als Feedback an die Teilnehmer*innen, deren Angehörigen und den Pflege- und Betreuungsmitarbeiter*innen.
3. Ein äußerst ambitioniertes Küchenteam unter der Leitung von Küchenchef Andreas Schwab, das das Konzept einer Frischküche mit regionalen Produkten lebt.
4. Die Firma Steirerkraft als Lieferant und Partner, die unsere Küchen mit naturbelassenen steirischen Lebensmitteln versorgt und über eine eigene Datenbank mit spermidinreichen Rezepten verfügt.
5. Die Begleitung durch die renommierte Ernährungsexpertin Angelika Pinter.

Verbesserte Gedächtnisleistungen durch spermidinreiche Kost im Pflegeheim

Ergebnis	Haus 1 (37 Personen)	Haus 2 (53 Personen)
besser	42 %	42 %
gleich	28 %	28 %
schlechter	30 %	30 %
Mini-Mental-Status-Test zu Beginn (Median)	15	17
Mini-Mental-Status-Test aktuell (Median)	20	20

zur Auswertung geschickt werden müssen, sondern bedarf auch einer umsichtigen internen Planung, da neue Bewohner*innen natürlich das ganz Jahr über einziehen und der Abstand innerhalb der 3-Monate-Testung eingehalten werden soll.

Sensationelles Testergebnis

Seit April 2020 erhalten die Bewohnerinnen des Hauses 1 und 2 nicht nur spermidinreiches Brot, sondern es werden der gesamten Verpflegung spermidinreiche Lebensmittel zugesetzt, wo immer sich die Möglichkeit dazu bietet. 90 Bewohner*innen aus den beiden Häusern wurden im April 2020 und drei Monate später noch einmal mit einem standardisierten Gedächtnistest getestet. Das Ergebnis war zunächst einmal aus wissenschaftlicher Sicht sensationell, wie man der obigen Tabelle entnehmen kann.

In den beiden untersuchten Häusern konnte das durchschnittliche Mini-Mental-Status-Test-Ergebnis nicht nur von 15 bzw. 17 Punkten auf 20 (von 30 möglichen) Punkte angehoben werden, sondern darüber hinaus die Gedächtnisleistung der Teilnehmer*innen bei 42 % verbessert und bei 28 % stabilisiert werden. Bei 30 % wurde allerdings auch eine Verschlechterung konstatiert. Zur Einordnung dieser Ergebnisse muss man wissen, dass die progressive Verschlechterung der Gedächtnisleistung bei demenzkranken Menschen den normalen Verlauf darstellt. Und anhand des MMS-Tests zu Beginn ist erkennbar, dass der Durchschnittswert von 15 eine mittlere Demenz bedeutet. Zur Erinnerung:

- keine Demenz, MMS-Test > 26
- leichte Demenz, MMS-Test: 21–26
- mittlere Demenz, MMS-Test: 12–20)
- schwere Demenz, MMS-Test < 12

Ein Anstieg der Punktwerte um 3 bzw. 5 bedeutet eine massive Verbesserung! Mit dem Einsatz von spezifischen antidementiven Medikamenten lässt sich maximal eine Verbesserung von 1,37 Punkten erzielen. Das zeigt, wie sensationell der Spermidineffekt ist.

Auch die Angehörigen sind begeistert

Einer Anregung des wissenschaftlichen Leiters, Herrn Univ. Prof. Dr. Jarisch, folgend, wurde im November 2020 ein Fragebogen an die Angehörigen ausgeteilt, mit der Bitte um ein Feedback zu folgenden Kategorien:

- Merkfähigkeit
- Erinnerungsvermögen
- Gespräche/Fähigkeit zur Kommunikation
- allgemeine Erscheinung (wirkt aufgeweckter, agiler oder das Gegenteil)

Anzukreuzen waren die drei Felder »verbessert«, »verschlechtert« und »gleichbleibend« und es gab Platz für Vermerke, um die jeweilige persönliche Wahrnehmung zu begründen. Hier einige Auszüge von Rückmeldungen von Angehörigen aus den beiden BrainFit®-Häusern daraus:

- Tochter: »Mutter ist sehr agil. Geht jeden Tag mit dem Rollator spazieren. Fühlt sich sehr wohl.«
- Sohn: »Merkfähigkeit hat sich verbessert. Sie genießt den täglichen Kontakt mit den Mitbewohnern und dem Pflegepersonal.«
- Sohn: »Die Kommunikationsfähigkeit meiner Mutter hat sich verbessert. Sie telefoniert teilweise selbständig und fragt, wie es uns geht. Sie ist nicht mehr so in sich gekehrt wie zu der Zeit, als sie noch alleine in ihrer Wohnung gelebt hat.«
- Tochter: »Die Merkfähigkeit und die Fähigkeit zur Kommunikation haben sich verbessert. Auch wirkt sie auf mich aufgeweckter und agiler.«
- Tochter: »Hat wieder eine kräftigere Stimme, singt wieder und fährt seit einigen Monaten wieder mit dem Rollator.«
- Tochter: »Für ihr hohes Alter bemerkenswert agil. Dank der guten Betreuung und der gesunden Ernährung.«
- Tochter: »Meine Mutter wirkt aufgeweckter auf mich.«
- Tochter: »Frischer. Agiler.«
- Sohn: »Wirkt allgemein aufgeweckter auf mich.«
- Tochter: »Danke, dass meine Mutter am BrainFit®-Projekt teilnehmen darf. Sie ist wacher, kann sich an mehr erinnern und unsere Gespräche haben eine ganz andere Qualität!«
- Ehefrau: »Die Verwirrtheit meines Mannes ist besser geworden. Auch die Merkfähigkeit hat sich verbessert. Das Erinnerungsvermögen kommt schön langsam zurück. Meiner Einschätzung nach wirkt er aufgeweckter und er ist selbstbewusster geworden.«

- Tochter: »Bei der Nachfrage, was meine Schwester macht, hat sie sich gleich erinnert: ›Ah, sie ist ja auf Kur in Kärnten!‹ (Tolle Leistung, war vorher nicht zu erwarten.) Sie erinnert sich an einige, kurz vergangene Dinge, wie z. B. den gemeinsamen Ausflug vom Heim, erzählt aber auch einige Dinge von früher. Fragt auch mehr nach, von sich aus, wie es uns geht, was andere machen, erzählt auch von einigen kleinen Erlebnissen vom Heim. Sie wirkt glücklich und zufrieden, ist kommunikationsfreudiger und unternehmungslustiger.«

Einordnung

Menschen, die in Deutschland bzw. Österreich ins Pflegeheim gehen, sind zumeist an bzw. knapp über 80 Jahre alt. Studien, die in den 1950er Jahren initiiert worden sind (Seattle Longitudinal Study) und nun seit mehr als fünf Jahrzehnte die kognitive Leistungsfähigkeit von Teilnehmer*innen in den verschiedensten Bereichen verfolgen, zeigen, dass es den ersten Knick in der Leistungsfähigkeit ab dem 60. Lebensjahr gibt und diese dann, einer schiefen Bahn ähnelnd, ab dem 75. Lebensjahr rasant abnimmt. So wurde in der Studie 2018/2019 festgestellt, dass die Leistungsfähigkeit des Gedächtnisses der Teilnehmer*innen, die nur das Placebo-Brot bekamen, nach nur 3 Monaten merklich nachließ.

Im Hinblick auf diese Langzeitstudien muss und kann es bereits als großer Erfolg gewertet werden, wenn es ein Pflegeheim schafft, die Gedächtnisleistung der Bewohner*innen zu stabilisieren und in unserem Falle sogar zu verbessern! Was das an Lebensqualität bedeutet, wissen nicht nur die Betroffenen selbst, sondern auch die Angehörigen wie das Pflege- und Betreuungspersonal zu schätzen!

Weniger COVID-19-Infektionen

Im November 2020 waren laut Medien mehr als 50 % aller steirischen Pflegeheime mit COVID-19 infiziert. Im Vergleich zu den aktuellen Pressemeldungen, aber auch im Vergleich zwischen den betroffenen »Gepflegt Wohnen«-Pflegeheimen sind die beiden BrainFit®-Heime sowohl bei den Bewohner*innen, als auch bei den Mitarbeitenden mit wesentlich weniger Infizierten ausgestiegen als vergleichbare Heime. Ob das nun der spermidinreichen Ernährung zuzuschreiben ist, die sowohl Bewohner*innen als auch Mitarbeitende erhalten, kann aus wissenschaftlicher Sicht weder bejaht noch verneint werden. Tatsache ist, dass die BrainFit®-Häuser die Heime mit dem höchsten Anteil an Mitarbeiteressen sind und sehr viele Mitarbeitende für die Ernährung zu Hause ebenfalls Weizenkeime verwenden.

Fazit

Die Steigerung der Vitalität und die Verbesserung der Gedächtnisleistung hochbetagter und pflegebedürftiger Menschen in den Häusern Gepflegt Wohnen Hart bei Graz und Sinabelkirchen seit der Umstellung auf das BrainFit®-Ernährungskonzept mit spermidinreicher Kost ist mehr als beachtlich.

Während vielfach in Labors geforscht oder klinische Studien betrieben werden, beobachten und analysieren wir die Auswirkungen spermidinreicher Kost auf ältere und pflegebedürftige Menschen im realen Wohnumfeld eines Pflegeheimes. Dazu verabreichen wir keine Tabletten, sondern frischgebackenes Brot und Brötchen sowie frisch zubereitete Kost mit lokalen, steirischen Produkten, was ganz offensichtlich nicht nur positive Auswirkungen auf die Gedächtnisleistung, sondern auch auf die Vitalität der Bewohner*innen hat. Oder um mit Theresa von Avila zu schließen: »Tu Deinem Leib Gutes, damit Deine Seele Lust hat, darin zu wohnen.« Und spermidinreiche Kost scheint so etwas Gutes zu sein.

Körperliche Fitness im höheren Alter

Stephan Jarisch

Das Altern können wir nicht aufhalten, die Gebrechlichkeit des höheren Alters jedoch schon. Sie ist nicht schicksalhaft, wenn wir auf sie achten. Dieses Kapitel soll daher darüber aufklären, welche Maßnahmen – auch noch im hohen Alter – getroffen werden können, um einem Sturz vorzubeugen und damit das Risiko eines längeren Krankenhausaufenthalts, inklusiver möglicher schwerer Folgen bzw. einer langen Rehabilitation, zu senken. Darüber hinaus wird am Ende darauf eingegangen, welche gezielten Maßnahmen, beispielhaft, durchgeführt werden können, um dem Muskelabbau entgegenzuwirken.

Muskelschwund – Sarkopenie

Sarkopenie beschreibt den altersbedingten Verlust von Skelettmuskulatur. Das Wort Sarkopenie stammt aus dem Griechischen, »sarka« für Fleisch und »penia« für Armut. Der Abbau von Muskelmasse steigt im Alter ohne zugrunde liegende Erkrankung oder ernährungsbedingte Ursachen an. Dieser »Muskelschwund« wird in der ICD-10 CM (code M62.84) als Krankheit aufgelistet.

Sarkopenie ist eine wichtige Ursache von Gebrechlichkeit, führt zu erhöhter Sturzrate und Institutionalisierung. Davon ist jeder Vierte der unter 70-Jährigen und ca. die Hälfte der über 80-jährigen Personen betroffen.

Zum einen leiden Personen mit verringerter Muskelkraft unter Einschränkungen im täglichen Leben. Zunehmend fällt das Bücken schwer, das Tragen von Einkaufstaschen wird zunehmend mühsamer. Haushaltstätigkeiten, wie das Bettlaken selbstständig zu wechseln und dabei eventuell die Matratze anheben zu müssen, werden zur Herausforderung. Auch das Hinsetzen in der Badewanne, zur Körperpflege, kann zur unüberwindbaren Herausforderung werden, sodass viele Seniorinnen und Senioren nur noch Duschen bzw. Unterstützungen wie Sitzgelegenheiten in der Dusche u. Ä. nutzen. Zum anderen kann verringerte Muskelkraft für Betroffene auch psychisch belastend werden. Die Furcht vor Aktivität mit erhöhter körperlicher Anstrengung steigt. Sportliche Aktivitäten wie z. B. Fahrradfahren und Skifahren werden aufgegeben, aus Angst sich zu verletzen bzw. zu stürzen.

Durch das Fehlen von muskulären »Reserven« um Bewegungen, Gewichtsverlagerungen und Gleichgewichtsverluste ausgleichen zu können, bildet sich eine mentale Barriere, und man isoliert sich nicht nur körperlich, sondern auch sozial. Aber genau diese muskulären Reserven sind wichtig, um im alltäglichen Leben Bewegung durchführen zu können.

Leben ist Bewegung und Bewegung ist Leben!

Bewegung ist aber nicht immer gleich. Wir Menschen sind keine Dampflokomotiven, die auf Gleisen jedes Mal dieselbe Strecke zurücklegen und, egal ob es regnet oder schneit, die Spur halten. Wir sind auch keine Maschinen, die jedes Mal dieselbe Bewegung ausführen, um jedes Mal genau das gleiche Bauteil auf dem Fließband zusammenzubauen.

Wir Menschen sind Lebewesen, die sich ungehindert von irgendwelchen Barrieren den Weg durch den Alltag bahnen. Aber genau diese Wege unterscheiden sich von Mal zu Mal und bedürfen hier und da einer schnellen Reaktion, einer schnellen Korrektur. Ein nasser Gehweg, ein rutschiger Waldweg oder eine vereiste Straße, und schon muss mit Reaktionsschnelligkeit – also muskulärer Schnelligkeit – korrigiert werden. Die Alternative ist der Aufprall auf einem harten, unverzeihlichen Boden.

Wie und warum entsteht Muskelschwund?

Nach heutigem Stand spielen sowohl hormonelle als auch entzündliche Prozesse eine wichtige Rolle bei der Entstehung von Gebrechlichkeit (Frailty) und Sarkopenie. Begleiterscheinungen wie Anorexie (Magersucht), Proteinabbau und eine verminderte Albuminsynthese werden von freigesetzten Zytokinen (Proteinen mit hormonähnlicher Wirkung) bewirkt. Folgende Faktoren erhöhen das Ausmaß von Sarkopenie:

- mangelndes bzw. kein Training
- Erkrankungen
- Immobilisation
- mangelnde Ernährung

Altersbedingte Veränderungen

Man unterscheidet den physiologischen Alterungsprozess der Menschen vom pathologischen, d. h. krankhaften Veränderungen. Die Differenzierung ist nicht immer einfach. Die Unterscheidung ist deshalb schwierig, weil der Gesundheitszustand nicht nur vom Alter, sondern von vielen verschiedenen Faktoren abhängt. Mögliche Einflussfaktoren auf den Alterungsprozess sind die Ernährung (z. B. Förderung der Autophagie durch Spermidin als Nahrungsergänzungsmittel), der Trainingszustand, der Aktivitätslevel, Vorerkrankungen, die Genetik, das Geschlecht (hormonelle Unterschiede), kognitive Fähigkeiten u. v. m.

Physiologische Alterungsprozesse des zentralen Nervensystems bedeuten u. a.:

- Abnahme an Nervenzellen
- Verringerung der Durchblutung des Gehirns
- Einlagerung von Stoffwechselprodukten im Gehirn
- Abnahme an Ganglienzellen
- schlechterer Stoffwechsel im Gehirn

Physiologische Alterungsprozesse des Bewegungsapparates bedeuten u. a.:

- Verlust an Muskelfasern (Hypoplasie)
- Abnahme des Muskelquerschnitts (Atrophie)

Diagnose Sarkopenie

Die European Working Group on Sarcopenia in Older People (EWGSOP) empfiehlt, zur Diagnostik folgende Parameter heranzuziehen:

- geringe Muskelmasse
- geringe Muskelkraft
- verminderte physische Leistungsfähigkeit

Messung der Muskelmasse

Die Muskelmasse kann durch die Magnetresonanztomografie festgestellt werden. Da diese aber sehr aufwendig und kostspielig ist, wird sie nur dann angewendet, wenn Testungen der Muskelkraft und jene der physischen Leistungsfähigkeit schlecht ausfallen.

Messung der Muskelkraft

Handkraftmessung: Zur Ermittlung der Muskelkraft wird die Handkraftmessung empfohlen, da es sich um einen sehr einfachen, leicht anwendbaren und fast überall durchführbaren Test handelt. Als Testgerät wird ein Handdynamometer verwendet. Die zu testende Person wird aufgefordert sich an einen Tisch zu setzen und den Arm auf der Tischplatte abzustützen. Ein Ellbogenwinkel von 90 Grad soll angestrebt werden. Abwechselnd getestet werden sowohl rechte als auch linke Handgriffkraft, damit man einen besseren Vergleich zwischen Links- und Rechtshändern aufstellen kann. Der

Test wird pro Hand zweimal durchgeführt und sollte jeweils nicht länger als 3 Sekunden dauern. Der Durchschnitt der 2 Messungen sollte als Parameter zur Beurteilung herangezogen werden.

Da die Handgriffkraft umgekehrt proportional mit dem Alter korreliert, bedeutet das, dass die Handgriffkraft mit zunehmendem Alter abnimmt.

Messung der Beinstreckkraft: Die Ermittlung der Muskelkraft über die Testung der Beinstreckkraft ist empfehlenswert, da die Kraft der Beinmuskulatur nicht nur einen Zusammenhang mit der Sterblichkeit aufweist, sondern auch Aussage über die Gangsicherheit zulässt und als Vorhersageparameter für das Sturzrisiko bei Älteren verwendet werden kann.

Physische Leistungsfähigkeit

Die physische Leistungsfähigkeit wird durch motorische Tests ermittelt. Zwei motorische Tests sind empfehlenswert.

5-Times-chair-rise-Test: Einer dieser motorischen Tests ist der »5-Times-chair-rise-Test«. Bei diesem Test wird die Zeit gemessen, die Probanden benötigen, um 5-mal hintereinander so schnell wie möglich von einer Sitzposition in einen aufrechten Stand zu kommen (fünfmaliges Aufstehen). Auch dieser Test ist leicht durchzuführen und bedarf außer einer Stoppuhr keiner weiteren Hilfsmittel. Folgende Interpretation der benötigten Zeit kann getroffen werden:

Auswertung 5-Times-chair-rise-Test (nach Jansenberger 2014)

Bedeutung	Dauer (in Sekunden)
erhöhtes Sturzrisiko	› 12
erhöhtes Morbiditäts- und Einschränkungsrisiko	› 13,6
deutlich erhöhtes Sturzrisiko	› 15

Messung der Gehgeschwindigkeit: Der zweite motorische Test dient der Erfassung der Gehgeschwindigkeit. Gemessen wird die Zeit über eine Gehstrecke von 6 Metern. Zwei Meter davor sind zur

Bedeutung der Ergebnisse der Handkraftmessung

Bewertung	Frauen	Männer
fit	› 24 kg	› 36 kg
unabhängig	20–24 kg	30–36 kg
gebrechlich	‹ 20 kg	‹ 30 kg

Beschleunigung vorgesehen, die beiden letzten Meter zum Abbremsen, das resultiert in einer Gesamtstrecke von 10 Meter. Erstrebenswert ist eine Gehgeschwindigkeit von mehr als 1,05 m/s, das entspricht einer Zeit von < 6 Sekunden. Braucht man länger als 7,5 Sekunden (das entspricht einer Gehgeschwindigkeit von unter 0,8 m/s) dann geht man von einer vorliegenden Muskelschwäche, Sarkopenie, aus.

Die Sturzgefahr steigt mit dem Alter

Mit zunehmendem Alter steigt die Anzahl an Stürzen. Von folgender Wahrscheinlichkeit eines schweren Sturzes ist auszugehen: mindestens 1 schwerer Sturz bei

- rund 33 % der über 65-Jährigen
- rund 40 % der über 70-Jährigen
- rund 50 % der über 80-Jährigen

Angst vor einem Sturz: Ein Sturz im Alter kann als dramatisches Ereignis bewertet werden. Auch die Angst vorm Sturz selbst, genannt »Post-fall-Syndrom«, stellt eine Einschränkung der Lebensqualität dar. Dieses Syndrom kann sich vor oder nach einem, auch verletzungsfreien, Sturz etablieren. 20–60 % der älteren Menschen haben Angst vor Stürzen, und das unabhängig davon, ob sie schon einmal gestürzt sind oder nicht.

» *Diese Angst führt die Betroffenen nach und nach in die Isolation. Dadurch kommt es immer mehr zu Einschränkungen im alltäglichen Handeln. Die psychische Belastung nimmt zu. Treppen beispielsweise werden als Gefahr gesehen, der Wohnbereich wird nicht mehr verlassen. Doch das muss nicht sein, aktives Entgegenwirken kann den Prozess umkehren.* «

Von der Unsicherheit hin zur Sicherheit

Damit das gelingt, muss eine Anpassung stattfinden. Eine körperliche Anpassung. Unsicherheit entsteht durch das Fehlen von Kompetenzen. Im Falle des Sturzes ist es die Kompetenz, einen Sturz abzufangen. Das Ungleichgewicht muss schnell auskorrigiert werden, damit eine stabile Position eingenommen werden kann, jene des aufrechten Standes. Für eine schnelle Reaktion bedarf es nicht nur sensomotorischer, sondern auch physiologischer (muskulärer) Anpassungen.

Folge von Stürzen

Ein Sturz hat oft schwerwiegende Folgen. Ein Sturz beim Gehen auf harter, betonierter Straße kann zu Prellungen des Brustkorbs, Knochenbrüchen und/oder anderen Verletzungen führen. Nicht zu vernachlässigen sind die psychischen

Folgen. Die Furcht vor einem weiteren Sturz!

Mit folgender prozentualer Wahrscheinlichkeit an Verletzungen bzw. Gebrechen nach einem Sturz ist zu rechnen:

- 20–60 % Verletzungen
- 10–15 % schwere Verletzungen
- 2–6 % Knochenbrüche
- 0,2–1,5 % Hüftbruch

Die Prozentzahlen sind als Richtwerte zu sehen. Individuelle Unterschiede ergeben sich aufgrund unterschiedlicher muskulärer und sensomotorischer Voraussetzungen jedes Einzelnen. Je besser die muskuläre und sensomotorische Fähigkeit einer Person ist, desto eher kann man davon ausgehen, dass der Sturz folgenlos bleibt.

Diverse der oben genannten Verletzungen benötigen medizinische Betreuung. Ein Krankenhausaufenthalt und Bettlägerigkeit sind danach oft unvermeidbar. Diese Bettlägerigkeit führt zu einem Abbau von Muskelmasse. Je älter die Person ist, desto mehr Muskelmasse verliert sie bei mehrtägiger Bettruhe. Vergleicht man junge Menschen mit älteren Menschen bei 10 Tagen Bettruhe, so kann man davon ausgehen, dass ältere Menschen ca. 1,2 kg an Muskelmasse der Beine und junge Menschen nur ca. 0,4 kg Muskelmasse der Beine verlieren. Diesen Verlust an Muskelmasse gilt es möglichst zu verhindern.

Die Muskelkraft der Beine ist von entscheidender Bedeutung, das zeigt eine Studie von Evergreen! Hier wurde ein Zusammenhang zwischen der Beinstreckkraft und der Sterblichkeitsrate nach Knochenbrüchen hergestellt. Untersucht wurde die Beinstreckkraft bei 75–80 Jahre alten Menschen. Je besser die Beinstreckkraft, desto geringer ist die Sterblichkeitsrate. Das heißt, je niedriger die Beinstreckkraft, desto höher die Wahrscheinlichkeit, an den Verletzungen und deren Folgen zu sterben! In der Untersuchung zeigte sich, dass Personen mit geringer Beinstreckkraft ein nahezu 9-mal höheres Risiko als Personen mit hoher Beinstreckkraft haben.

Sarkopenie und Ernährung

Sarkopenie darf nicht verwechselt werden mit Mangelernährung, denn das Lebensalter selbst bedingt schon eine Veränderung des Appetits, des Stoffwechsels und der Körperzusammensetzung.

Einer guten, gesunden Ernährung sollte in jedem Fall Beachtung geschenkt werden. Mangelernährung führt zu Gewichtsverlust, zu einer Abnahme der fettfreien Körpermasse und vor allem zu einem Verlust an Muskulatur. Eine geringere Energiezufuhr als 21 kcal/kg Körpergewicht geht mit Gebrechlichkeit, Frailty, einher. Folgende Ernährungsempfehlung wird gegeben:

- bedarfsgerechte Energiezufuhr
- Vermeidung von Über- und Untergewicht
- tägliche Proteinzufuhr von 1,0–1,2 g/kg Körpergewicht im Rahmen der Hauptmahlzeiten durch Milchprodukte, Fisch, Eier und Fleisch
- Konsum von antioxidanzienreichen Lebensmitteln wie Obst, Gemüse, Nüsse, Vollkornprodukte
- tägliche Flüssigkeitszufuhr von ca. 1,5 l (Getränke wie Wasser, Traubensaft, Tee, Kakao, Milch und Suppen)
- Omega-3-Fettsäuren – enthalten in pflanzlichen Ölen und Fischen wie Lachs, Hering und Makrelen

Sarkopenie und Protein-Supplementierung

Zu wenig Proteine scheinen mit wenig Muskelmasse zu korrelieren, die Supplementierung scheint einen Zuwachs an Muskelmasse zu bewirken. Die empfohlene Proteinzufuhr im Speiseplan liegt bei 1,0–1,2 g pro kg Körpergewicht pro Tag. Bei älteren Menschen mit chronischen Krankheiten sind 1,2–1,5 g/kg pro Tag empfehlenswert.

Bei Proteinen kann zwischen langsam verdaulichen (z. B. Casein) und schnell verdaulichen Proteinen (z. B. Whey) unterschieden werden. Bei jungen Menschen ist die Proteinspeicherung durch Casein größer. Bei älteren Menschen scheint das umgekehrt zu sein, sodass die postprandiale Proteinsynthese im Gegensatz zu Casein stärker durch Molkenproteine stimuliert wird. Daher wird die Supplementierung von schnell verdaulichen Proteinen bei älteren Menschen empfohlen.

Die Verwendung von pflanzlichen Proteinen aus Soja und Weizen scheint zu einer geringeren Reaktion der Muskelproteinsynthese zu führen als tierische Proteine. Dafür verantwortlich gemacht werden deren geringere Verdaulichkeit sowie der Mangel an spezifischen essenziellen Aminosäuren. Auch der Leucingehalt in pflanzlichen Proteinen ist geringer und könnte erklären, warum pflanzliche Proteine eine geringere anabole Wirkung haben.

Sarkopenie und Vitamin D

Eine wichtige Rolle in der Vorsorge von Sarkopenie und Gebrechlichkeit spielt Vitamin D. Dieses Vitamin ist nicht nur wichtig für die Knochen, sondern auch für die Skelettmuskulatur. Ein Mangel an diesem Vitamin wird als Risikofaktor bei älteren Menschen gesehen. Als Folge kann Muskelschwäche, vorwiegend der proximalen Muskelgruppen, auftreten. Damit einher gehen eine Einschränkung der Mobilität und ein damit verbundenes erhöhtes Sturz- und Frakturrisiko.

Vitamin-D-Metaboliten beeinflussen direkt die Reifung und Funktion der Muskelzellen über einen Vitamin-D-Rezeptor. Eine Vitamin-D-Supplementierung (Ergänzung) bei älteren Menschen verbessert die Muskelkraft, die Gehstrecke und die Funktionsfähigkeit und führt zu einer Verringerung von Stürzen und nicht-vertebralen Frakturen.

Eine Vitamin-D-Supplementierung bei gesunden älteren Menschen ohne Vitamin-D-Mangel zeigt keine Verbesserung bzw. Zunahme an Muskelkraft. Die Supplementierung von 700–800 IE Vitamin D pro Tag ist empfehlenswert.

» *Um den Vitamin-D-Spiegel ohne Supplementierung zu steigern, kann ein Aufenthalt im Freien empfohlen werden, denn Sonnenlicht regt die Produktion des Vitamin D in der Haut an. Die größten Vitamin-D-Lieferanten in Nahrungsmitteln sind Fleisch, Eier und Milchprodukte.* «

Sarkopenie und Testosteron

Testosteron leitet sich von »testis« (Hoden) und »Steroid« ab. Dieses Sexualhormon kommt bei beiden Geschlechtern vor, unterscheidet sich aber in der Konzentration und Wirkweise. Beim Mann wird es hauptsächlich in den Hoden produziert, bei der Frau in den Eierstöcken.

Testosteron steht für Männlichkeit und Muskulatur

In einer Studie konnte der Zusammenhang zwischen einem niedrigen Testosteronspiegel und Sarkopenie bei Männern festgestellt werden. Von 211 Probanden wurde bei 94 Probanden Sarkopenie diagnostiziert (45 %). Vergleicht man den Testosteronspiegel der männlichen Probanden mit Sarkopenie mit jenem Probanden, bei denen keine Sarkopenie vorliegt, erhält man einen hoch signifikanten Unterschied (14,6 ± 1,4 vs. 21,9 ± 1,8; p = 0,002).

Es wurde allerdings kein statistisch signifikanter Unterschied bei den Probandinnen mit Sarkopenie und jenen ohne Sarkopenie hinsichtlich des Testosteronspiegels festgestellt. Ein Großteil der Männer über 70 Jahre weist einen Androgenmangel (Sexualhormon) auf. Ein geringer Testosteronspiegel ist mit Gebrechlichkeit verbunden und hängt mit erhöhten Zahlen an Hüftfrakturen zusammen. Bei 3616 Männern im Alter zwischen 70 und 88 Jahren konnte außerdem ein Zusammenhang zwischen einem niedrigen Testosteronspiegel und Müdigkeit, einem Gewichtsverlust von mehr als 5 % des Körpergewichts und dem erschwerten Steigen von Treppen festgestellt werden.

» *Viele Studien zeigen, dass durch eine Testosteronbehandlung die Muskelmasse steigt, sich die Fettmasse verringert und die Knochendichte steigt.*

Der Effekt auf die Muskelkraft und andere körperliche Funktionen bleibt umstritten. «

Bewegung und Krebs

Bewegung und sportliche Aktivitäten haben einen guten Einfluss sowohl auf Körper und Geist. Menschen, die sportlich aktiv sind, haben nicht nur ein geringeres Sterberisiko, sondern auch eine geringere Wahrscheinlichkeit, an Krebs zu erkranken. Bewegung kann sogar das Risiko reduzieren, dass Krankheiten wie z. B. Brustkrebs und Darmkrebs wiederkehren.

Im Tierversuch konnte nachgewiesen werden, dass Bewegung der Tiere die Tumorgröße verringert! Der Grund dafür konnte in den NK-Zellen (Natürliche Killer Zellen – gehören zu den Lymphozyten) gefunden werden. Bewegung löst einen Anstieg der Immunzellen aus. Schon nach 30 Minuten Trainingszeit sind die NK-Zellen maximal mobilisiert. Diese Aktivierung kann bis zu 3 Stunden aufrechterhalten werden.

» *Eine verstärkte Immunfunktion durch Sport ist wie ein natürliches Medikament. Ganz ohne Verschreibungspflicht, obwohl es nicht schaden würde, wenn Ärzte beginnen würden, Sport zu verordnen.* «

Erklärt werden kann die verstärkte Immunfunktion durch einen Anstieg an Entzündungsprozessen im Körper. Durch Sport wird dem Organismus auf mikroskopisch kleiner Ebene Schaden zugefügt, den der Körper im Anschluss wieder reparieren muss. Dabei unterscheiden bestimmte Lymphozyten nicht mehr zwischen normalen kaputten Zellen und krankhaft veränderten Zellen und reagieren ganz unspezifisch.

Seelische Gesundheit und Bewegung

Nicht nur am Arbeitsplatz und in großen Unternehmen werden die Mitarbeiter mittels Bewegungsintervention inspiriert, um ihr psychisches Wohlbefinden zu steigern. Auch und vor allem der Freizeitsport ermöglicht seelische Genesung. Zwischen sportlicher Aktivität und Depressionen sowie Angstzuständen besteht dabei ein negativer Zusammenhang. Das bedeutet: je mehr Sport, je mehr körperliche Aktivität, desto weniger Depression oder Angstzustände erleidet eine Person.

Depressionen

Depressionen treten oft in Zusammenhang mit Isolation und körperlichen Leiden auf. Ältere Menschen isolieren sich bzw. verlieren den Kontakt zu anderen Personen im Umfeld. Ohne soziale Kontakte fühlen sich Menschen verlassen und vereinsamen. Seniorenresidenzen können eine gute Möglichkeit sein, neue

Kontakte zu Gleichaltrigen zu bekommen. Oft wird in Seniorresidenzen Gruppentraining angeboten, um neben dem körperlichen Profit auch den Effekt der Steigerung der sozialen Interaktion zu nutzen. Es konnte gezeigt werden, dass bei 2- bis 3-maligem Training pro Woche die soziale bzw. die mentale Komponente angeregt wurde.

Bewegungseffekte auf das Gehirn

Körperliche Aktivität fördert nicht nur das Wachstum von Muskulatur, sondern bringt auch neuronale Vorteile mit sich. Dabei kann sich Bewegung auf bestimmte Gehirnareale auswirken. Zwischen nicht übergewichtigen Menschen und übergewichtigen Menschen konnte ein signifikanter Unterschied bezüglich der Dicke des orbitofrontalen Kortex (ein Bereich im vorderen Teil des Gehirns) festgestellt werden. Diese OFC-Dicke korrelierte mit einer besseren Fitness und einer höheren Insulinsensitivität.

Sport steht nicht nur im Zusammenhang mit der Veränderung des Volumens des Hippocampus. Im Tierversuch konnte gezeigt werden, dass eine erhöhte Fitness mit Steigerung des Wachstumsfaktors BDNF (brain derived neurotrophic factor) einhergeht. Dieser Wachstumsfaktor steht im Zusammenhang mit der Plastizität der Synapsen (was für Lernen jeglicher Art notwendig ist) sowie dem Überleben und der Differenzierung von Neuronen.

Erhöhte Sturzgefahr nach der Corona-Quarantäne

Durch Corona, die globale Pandemie, ist unser aller Bewegungsradius massiv eingeschränkt. So können sich auch Seniorinnen und Senioren nicht ausreichend bewegen. Das birgt vor allem für diese Personengruppe neben der Gefahr der Ansteckung durch das Virus viele zusätzliche Gefahren für die Gesundheit, denn häusliche Isolation hat Muskelabbau zur Folge und erhöht die Sturzgefahr ebenso wie

- Medikamenteneinnahme (durch Nebenwirkung wie Schwindel, Sedierung etc.)
- schlechtes Sehen und/oder Hören
- chronische Erkrankungen

Körperliches Training, um fit zu bleiben

Dass körperliche Aktivität einen positiven Einfluss auf den menschlichen Körper hat, ist durchweg bekannt. Was ist aber der Unterschied zwischen körperlicher Aktivität und Training?

Was ist Training?

Unter Training versteht man eine planmäßige, wiederkehrende, mit der Absicht zur Leistungssteigerung durchgeführte körperliche Aktivität. Folgende Anpassungen durch Ausdauertraining sind u. a. zu erwarten:

- Verbesserung des Herzkreislaufsystems
- erhöhte Biogenese der Mitochondrien
- Erhöhung der Kapillardichte
- verbesserter Sauerstofftransport und verbesserte Sauerstoffverwendung
- verzögerte Muskelermüdung u.v.m.

Planmäßig: Einen Trainingsplan zu haben, ermöglicht ein gezieltes Durchführen von Trainingsübungen mit einem definierten Ziel. Körperliche Aktivität ohne Plan kann zwar Spaß machen und für die psychische Gesundheit förderlich sein, aber dient womöglich nicht dem gewünschten Zweck. Skifahren, Radfahren oder Wandern kann zwar Freude bringen und einem das Gefühl geben, körperlich aktiv gewesen zu sein, doch kann man sich davon keine Leistungssteigerung erwarten bzw. erwarten, dass diese körperliche Aktivität ausreicht, um einem gesteckten Leistungsziel näher zu kommen.

Ohne Plan kann man nicht kontrollieren, ob ein stabiles, gleichbleibendes oder abfallendes Leistungsniveau vorliegt oder ob sogar eine Steigerung des Leistungsniveaus geschafft wurde.

Wiederkehrend: Ohne Regelmäßigkeit und wiederkehrenden Maßnahmen baut der Körper kontinuierlich ab. Der Abbau von Muskelmasse ist ein schnellerer Prozess und dauert kürzer als der Aufbau an Muskelmasse. Schon eine Woche Bettlägerigkeit führt zu einem Verlust von fast 1,5 kg reiner fettfreier Muskelmasse. Daher könnten Übungen, sofern möglich, auch im liegenden Zustand von Vorteil sein.

Absicht zur Leistungssteigerung und Erhalt der Selbständigkeit: Oft kommt der Wandel hin zu einem besseren, aktiveren Lebensstil erst dann, wenn ein gewisses Leistungsniveau bereits unterschritten ist und man Dinge des alltäglichen Lebens nicht mehr oder nur noch unter großer Anstrengung durchführen kann. Dann muss gehandelt werden, da man sonst schnell in eine Abhängigkeit fallen kann. Vor allem durch Bettlägerigkeit beginnt der Teufelskreis und geht oft mit dem Verlust der Selbständigkeit und vor allem der Selbstbestimmung einher. Man fällt von einer Abhängigkeit in die nächste.

Das Ziel der Leistungssteigerung sollte mindestens so hoch angesetzt werden, dass Dinge des alltäglichen Lebens wieder selbständig durchführbar bzw. unter erleichterten Bedingungen erledigt werden können. Idealerweise sollte das Ziel der Leistungssteigerung darin liegen, dass man Freude an der körperlichen Aktivität bekommt und diese, wenn möglich, in der Natur durchführt.

Auch in fortgeschrittenem Alter und vor allem in hohem Alter sind große Leistungssteigerungen möglich!

Trainingseffekte

In 121 randomisierten, kontrollierten Studien mit fast 7.000 Probandinnen und

Probanden, die 2- bis 3-mal pro Woche ein Krafttraining absolvierten, konnten folgende Verbesserungen gezeigt werden:

- Erhöhung der Muskelkraft
- Verlängerung der machbaren Gehstrecke
- bessere Leistung beim Aufstehen aus dem Sessel
- Verbesserung der subjektiven Mobilität
- Erhöhung der Ausdauer
- Erhöhung der Mitochondrienkapazität
- Senkung der Ruheherzfrequenz

Folgende Anpassungen konnten durch Ausdauertraining gezeigt werden:

- Erhöhung des Herzzeitvolumens (die Menge an Blut, die das Herz in einer gewissen Zeit pumpen kann)
- Hypertrophie des linken Ventrikels
- Erhöhung der Kontraktilität des Myokards
- Erhöhung des Schlagvolumens des Herzens
- Verringerung der arteriellen Steifheit
- Erhöhung der Masse an roten Blutkörperchen
- Erhöhung des Plasmavolumens
- Prävention von Stoffwechsel- und Herz-Kreislauf-Erkrankungen
- Förderung des psychischen Wohlbefindens
- Abnahme an Körperfett und Triglyzeriden

Dass Training, sei es Kraft- oder Ausdauertraining, gut für uns Menschen ist, zeigen diese Anpassungsprozesse. Doch oft scheitert es nicht an dem Wissen um die Vorteile durch körperliche Aktivität, sondern an dem Willen, dieses Wissen in die Tat umzusetzen. Um dieses Wissen nun in die Tat umsetzen zu können, wird im Folgenden auf Möglichkeiten für ältere Menschen eingegangen, körperlich aktiv zu werden. Die vorgestellten Übungen sind als Beispiele zu verstehen. Sie decken im besten Fall einen kleinen Bewegungsbedarf, aber keinen Trainingsbedarf ab! Die körperliche Bewegung sollte immer individuell angepasst werden und eines der folgenden Ziele haben:

- die körperlichen Funktionen und die Fitness zu steigern oder
- die körperlichen Funktionen und die Fitness aufrechtzuerhalten.

Die individuelle Anpassung des Trainings kann durch eine(n) Personal- bzw. FitnesstrainerIn erfolgen.

Wie das Training aussehen sollte

Allgemein gilt, je mehr Bewegung, desto besser. Anders als eine Maschine, die sich über die Zeit abnützt, ist beim Menschen Bewegung förderlich. Dies nicht nur in physiologischem Sinn, sondern auch für die Psyche. Durch körperliche Aktivität wird der Körper aufgebaut und nicht abgenützt, auch wenn das im Volksmund oftmals behauptet wird. Die Abnützung (von Knorpel, Gelenken und Knochen) von der gesprochen wird, hat hauptsächlich drei Gründe:

Ausdauertraining für ältere Menschen

Folgende Trainingseinheiten sind für ältere Menschen zu empfehlen:

- Man sollte mindestens jeden Tag eine kurze Runde spazieren gehen, wenn auch nur einmal der Häuserblock umrundet wird.
- Oder alternativ dreht man zweimal pro Woche eine Runde im nahegelegenen Park, auch wenn dies mehr Zeit in Anspruch nimmt.
- Noch besser wäre es, jeden Tag 8000–10.000 Schritte zu tun. Dabei kann ein Schrittzähler, eine Handy-App oder eine Fitnessuhr zur Selbstkontrolle helfen.
- Wenn möglich, sollten alle Treppen zu Fuß gegangen werden, statt einen Aufzug zu verwenden.
- Wenn möglich, sollten auch im Alltag zumindest kürzere Strecken zu Fuß bewältigt werden. Eine gute Gewohnheit wäre z. B., die letzte Straßenbahn- oder U-Bahnstrecke zu laufen und einfach eine Station früher auszusteigen. Kleine Einkäufe und Besorgungen sollten zu Fuß erledigt werden usw.

1. Fehlbelastungen, bedingt durch falsches Training oder Überbelastung
2. Muskelschwäche, da die Muskulatur Gelenke usw. nicht mehr stabilisieren kann
3. starkes Übergewicht (betrifft vor allem das Kniegelenk)

Durch körperliche Bewegung wird unter anderem der Blutfluss angeregt. Genau jener Fluss, der in alle Regionen des Körpers Nährstoffe transportiert, um Muskeln und Gewebe aufzubauen und »Schadstoffe« abzutransportieren. Damit dieser Blutfluss angeregt wird, muss das Herz, die Pumpe, mehr arbeiten. Damit das passiert, muss man sich bewegen.

Ausdauertraining

Diese Art von Training hat zum Ziel, wie der Name schon vermuten lässt, die Ausdauer zu steigern. Im Mittelpunkt dieses Trainings stehen die positiven Auswirkungen auf das Herz-Kreislauf-System. Die Bewegung soll unter anstrengenden Bedingungen durchgeführt werden, damit das Herz trainiert wird. Der Herzmuskel muss, wie andere Muskelgruppen auch, trainiert werden, doch dazu muss er herausgefordert werden.

» *Die körperliche Anforderung muss angemessen sein. Die WHO empfiehlt, sich insgesamt 150 Minuten moderat oder 75 Minuten intensiv pro Woche zu bewegen.* «

Krafttraining

Die wichtigste Muskelgruppe für Menschen im fortgeschrittenen Alter ist jene der Beinmuskulatur. Wie in einem der vorherigen Abschnitte beschrieben, korreliert die Kraft der Beinmuskulatur mit der Häufigkeit an Stürzen. Wer stürzt, riskiert eine Prellung oder gar einen Knochenbruch und damit in Folge noch mehr Inaktivität, Verlust an Selbstständigkeit und Selbstbestimmung.

Um Muskeln zu stärken, müssen diese trainiert werden. Das bedeutet, ihnen müssen genügend Widerstände entgegengesetzt werden, damit der Muskelaufbau angeregt wird. Nur so kann dieser Widerstand beim nächsten Mal leichter überwunden werden. Das bedeutet aber:

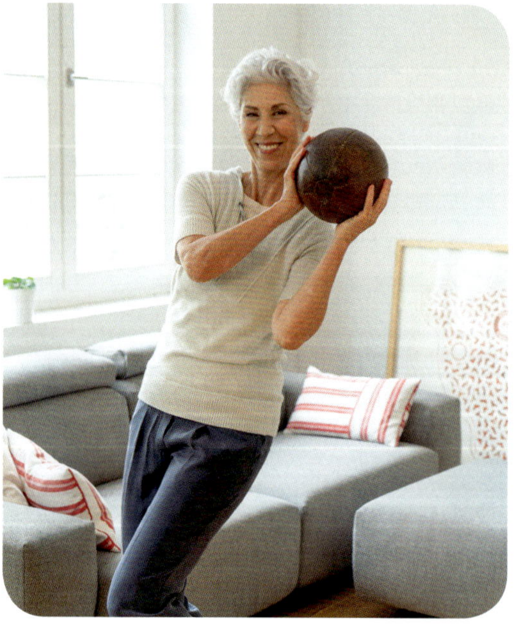

Eine regelmäßige, sich wiederholende Tätigkeit mit ausreichend großem Widerstand ist notwendig, damit das Muskelwachstum angeregt wird. Wenn die Tätigkeit bzw. das Training zu leicht ist, hat der Körper keinen Grund, das Muskelwachstum in Gang zu setzen.

Übungsanleitung: Kniebeuge mit Sessel

Eine sehr einfache, aber effektive Übung ist die Kniebeuge. Setzen Sie sich hierzu auf einen freistehenden Sessel (ohne einen davor befindlichen Tisch) mit etwas härterer Oberfläche.

Rutschen Sie etwas nach vorne, zur Sitzkante, und lehnen sich nicht an. Sitzen Sie aufrecht und machen Sie sich groß (gerader Rücken). Ihre Füße sollten einen breiten Stand am Boden haben, d. h. so weit voneinander entfernt sein, wie Ihre Schulterbreite. Bleiben Sie groß, lassen Sie Ihren Rücken gerade und stehen Sie auf (idealerweise, ohne sich dabei an der Seitenlehne des Sessels abzustützen). Stehen Sie aufrecht und machen sich groß.

Führen Sie dieselbe Bewegung nun rückwärts durch. Bleiben Sie aufrecht im Oberkörper und setzen Sie sich hin. Lehnen Sie sich aber nicht an der Rückenlehne des Sessels an, sondern setzen Sie sich in dieselbe, aufrechte Position wieder hin, aus der Sie gestartet sind. Ihre Füße sollten während des gesamten Bewegungsablaufs am Boden »verwurzelt« geblieben sein. Kontrollieren Sie den Stand der Füße und achten Sie darauf, dass Sie während des Aufstehens keinen Schritt machen. Ihre Knie sollten sich während der Übung über Ihren Füßen befinden.

Hier nochmals wichtige Punkte kurz zusammengefasst, die für die Durchführung der Sessel-Kniebeuge wichtig sind:

- gerader Rücken
- schulterbreiter Stand
- Die Knie sind während der gesamten Bewegung genauso weit voneinander entfernt wie die Füße.
- Blicken Sie nach vorne und nicht auf den Boden.

Schwierigkeitssteigerungen:

- Sollte diese Übung für Sie zu leicht sein, führen Sie die Bewegung langsam aus und wiederholen Sie diese 10-mal.
- Um die Schwierigkeit weiter zu steigern, können Sie das Hinsetzen überspringen. Berühren Sie lediglich ganz leicht die Sitzfläche mit Ihrem Gesäß (ohne sich niederzusetzen) und erheben Sie sich wieder. Sie sollten sich mit den Armen weder an der Sessellehne noch auf Ihren eigenen Knien abstützen. Beachten Sie, dass Ihr Rücken während der gesamten Bewegung gerade bleibt.

Übungsanleitung: Koordinationstraining

Das Koordinationstraining zielt darauf ab, Ihre koordinativen Fähigkeiten, wie z. B. das Gleichgewicht, zu verbessern. Sie können Ihr Gleichgewicht sowie einzelne Beinmuskeln sehr schnell trainieren, indem Sie zum Beispiel üben, auf einem Bein zu stehen. Stellen Sie sich neben eine Kommode oder Sessellehne, an der Sie sich gegebenenfalls festhalten können. Heben Sie ein Bein an und versuchen Sie, auf dem anderen Bein für 10–30 Sekunden zu stehen. Halten Sie sich nur im Notfall fest. Stehen Sie frei, und dies möglichst, ohne zu wackeln. Wechseln Sie das Bein und heben das andere Bein an.

Sie können die Arme seitlich abheben und austrecken. Wem das zu leicht ist, der kann die Arme nach vorne strecken oder seitlich am Körper anlegen. Sie können auch das abgehobene Bein vor und zurück bewegen oder zur Seite strecken, um die Schwierigkeit der Übung zu erhöhen. Profis schließen die Augen und versuchen, die Balance zu halten.

Sollten Sie die Möglichkeit haben, mit einem Partner zu trainieren, eignet sich auch ein leichter, weicher Ball, um sowohl die Reaktions- als auch die Koordinationsfähigkeit zu trainieren. Haben Sie Spaß daran, sich den Ball gegenseitig zuzuwerfen. Sie können die Übung entweder im aufrechten, stabilen Stand auf zwei Beinen oder mit erhöhter Schwierigkeit auf einem Bein stehend ausführen. So oder so eignet sich ein Ball, um die koordinativen Fähigkeiten der Hände und Arme zu trainieren.

Schlusswort

Reinhart Jarisch

Dieses Buch soll aufzeigen, wie man mit einfachen Mitteln das Altern hinauszögern und unvermeidliche Alterserscheinungen abmildern kann.

Die Empfehlungen sind wissenschaftlich basiert und die weltweit erste erfolgreiche Studie haben wir selbst, nicht in Zellkulturen (wofür der Nobelpreis vergeben wurde), nicht an der Fruchtfliege, sondern an Probanden in fünf Seniorenheimen in der Steiermark, mit Zustimmung der Ethikkommission, im Team durchgeführt.

Dabei konnten wir die Punktewertung im Gedächtnistest (MMS-Test) um bis zu 5 Punkte steigern. Bisher war mit Medikamenten nur eine maximale Steigerung von 1,37 Punkten möglich.

Je älter man wird, desto größer werden die Ängste zu erkranken und die Angst vor einem körperlichen Abbau. Dies betrifft die Haut, die Gelenke (Arthrose), die Knochen (Osteoporose), die Muskelkraft (Sarkopenie), die Zähne (Parodontose und Zahnverlust), das Sehen (Glaukom/erhöhter Augeninnendruck, Makuladegeneration/zentrales Erblinden), das Hören und vor allem die geistige Fähigkeit.

Ein Verlust der geistigen Fähigkeiten führt zu Altersdemenz. Eine Verschlechterung des MMS-Tests ist ohne Therapie bereits nach 3 Monaten nachweisbar!

Allerdings beginnt das Altern oft schon ab dem 50. Lebensjahr, sodass ab dann gegengesteuert werden sollte.

Was sind nun die Risiken für altersbedingte Beschwerden?

- In den jungen Jahren ist es eine schlechte Schulbildung.
- In der mittleren Altersgruppe ist es Bluthochdruck, Übergewicht und interessanterweise Hörverlust! Hörverlust führt sehr schnell zu sozialer Isolation!
- Ab dem 65. Lebensjahr zählen Rauchen, Depression, körperliche Inaktivität, soziale Isolierung, Gebrauch von Benzodiazepinen (Beruhigungsmittel) und Diabetes zu den Risikofaktoren.

Depression im mittleren Lebensalter zählt überraschenderweise nicht zu den Risikofaktoren.

Mäßiger Alkoholkonsum wirkt der Demenz entgegen, ausgeprägter Alkoholkonsum fördert das Altern.

Neben der Angst vor dem Verlust der geistigen Fähigkeiten ist eine seit Anfang 2020 allgegenwärtige Sorge die Corona-Pandemie. Diese wird uns sicherlich noch länger beschäftigen: Hier sind einfache Maßnahmen zur Stärkung der Virusabwehr beschrieben, die rezeptfrei durchgeführt werden können. Insbesondere Melatonin, ein Hormon, das den Schlafrhythmus steuert, kann hier wertvolle Beiträge leisten.

Darüber hinaus wirkt Melatonin auch gegen Osteoporose, eine Erkrankung, die man mit zunehmendem Alter ebenso einbremsen möchte.

Sollten Sie, liebe Leserin, lieber Leser, 100 Jahre alt werden, dann melden Sie sich bitte bei uns, wir würden uns freuen und Ihnen gern gratulieren.

Quellenangaben

Die verwendete Literatur wird kapitelweise, alphabetisch gelistet.

Spermidin: ein Naturstoff mit viel Potenzial

Carmona-Gutierrez D et al. Digesting the crisis: autophagy and coronaviruses. Microbial Cell 2020; 7: 119–128

Deng K et al. Increased synthesis of spermidine as a result of upregulation of arginase I promotes axonal regeneration in culture and in vivo. J Neurosci. 2009; 29: 9545–52

Guo X et al. Spermidine alleviates severity of murine experimental autoimmune encephalomyelitis. Invest Ophthalmol Vis Sci. 2011; 52: 2696–703

Huang J et al. Spermidine Exhibits Protective Effects Against Traumatic Brain Injury. Cell Mol Neurobiol. 2020; 40: 927–937

Kiechl S et al. Higher spermidine intake is linked to lower mortality: a prospective population-based study. Am J Clin Nutr. 2018; 108: 371–380

Kimura A et al. Targeting Oxidative Stress for Treatment of Glaucoma and Optic Neuritis. Oxid Med Cell Longev 2017; 2817252

Noro T et al. Spermidine promotes retinal ganglion cell survival and optic nerve regeneration in adult mice following optic nerve injury. Cell Death Dis 2015; 6: e1720

Pekar T et al. Spermidine in dementia. Relation to age and memory performance. Wien Klin Wochenschr 2020; 132: 42–46

Pekar T et al. The positive effect of spermidine in older adults suffering from dementia. First results of a 3 months trial. Wien Klin Wochenschr 2021; 133: 484–491

Wie Spermidin Gehirn und Augen jung hält

Bellou V et al. Systematic evaluation of the associations between environmental risk factors and dementia: An umbrella review of systematic reviews and meta-analyses. Alzheimers Dement. 2017; 13: 406–418

Biedermann B et al (1998) Spermine/spermidine is expressed by retinal glial (Müller) cells and controls distinct K+ channels of their membrane. Glia 1988; 23: 209–20

Buisset A. Metabolomic Profiling of Aqueous Humor in Glaucoma Points to Taurine and Spermine Deficiency: Findings from the Eye-D Study. J Proteome Res 2019;18: 1307–1315

Deng K et al. Increased synthesis of spermidine as a result of upregulation of arginase I promotes axonal regeneration in culture and in vivo. J Neurosci. 2009; 29: 9545–52

Ghosh I et al. Spermidine, an autophagy inducer, as a therapeutic strategy in neurological disorders. Neuropeptides. 2020; 83

Guo X et al. Spermidine alleviates severity of murine experimental autoimmune encephalomyelitis. Invest Ophthalmol Vis Sci. 2011; 52: 2696–703

Huang J et al. Spermidine Exhibits Protective Effects Against Traumatic Brain Injury. Cell Mol Neurobiol. 2020; 40: 927–937

Jian HJ et al. Super-Cationic Carbon Quantum Dots Synthesized from Spermidine as an Eye Drop Formulation for Topical Treatment of Bacterial Keratitis. ACS Nano 2017; 11: 6703–6716

Jorstad N et al (2020) STAT Signaling Modifies Ascl1 Chromatin Binding and Limits Neural Regeneration from Muller Glia in Adult Mouse Retina. Cell Rep 2020; 30: 2195–2208.e5

Kimura A et al. Targeting Oxidative Stress for Treatment of Glaucoma and Optic Neuritis. Oxid Med Cell Longev 2017; 2817252

Lamas M et al. Cell-specific expression of N-methyl-D-aspartate receptor subunits in Müller glia and neurons from the chick retina. Invest Ophthalmol Vis Sci 2005; 46:3570–7

Lancet Commission. Dementia prevention, intervention, and care. Lancet. 2020; 396: 413–446

Lentini A et al. Spermidine delays eye lens opacification in vitro by suppressing transglutaminase-catalyzed crystallin cross-linking. Protein J 2011; 30: 109–14

Leruez S et al. A Metabolomics Profiling of Glaucoma Points to Mitochondrial Dysfunction, Senescence, and Polyamines Deficiency. Invest Ophthalmol Vis Sci 2018; 59: 4355–4361

Macdonald G. Death in life or life in death? Dementia's ontological challenge. Death Stud. 2018; 42: 290–297

Maekawa S. Spermine induces cataract and 43-kDa protein that binds spermine possibly participates in the cataract formation. Biochim Biophys Acta 2003; 1637:70–4

Mischiati C et al. Polyamine Oxidase Is Involved in Spermidine Reduction of Transglutaminase Type 2-Catalyzed βH-Crystallins Polymerization in Calcium-Induced Experimental Cataract. Int J Mol Sci 2020; 21: 5427

Noro T et al. Spermidine promotes retinal ganglion cell survival and optic nerve regeneration in adult mice following optic nerve injury. Cell Death Dis 2015; 6: e1720

Raz L et al. The neuropathology and cerebrovascular mechanisms of dementia. J Cereb Blood Flow Metab. 2016; 36: 172–86

Rehm J et al. Alcohol use and dementia: a systematic scoping review. Alzheimers Res Ther. 2019; 11: 1

Smith AD et al. Homocysteine and Dementia: An International Consensus Statement. J Alzheimers Dis. 2018; 62: 561–570

Witte RL et al (2002) Expression of spermidine/spermine N(1)-acetyltransferase in the Müller glial cells of the developing chick retina. Exp Eye Res 2002; 74:605–13

Die Wiener Demenzstudie mit Spermidin

Bhukel A et al. Spermidine boosts autophagy to protect from synapse aging. Autophagy 2017; 2: 444–445

Büttner S et al. Spermidine protects against α-synuclein neurotoxicity. Cell Cycle. 2014; 13: 3903–8

Carmona-Gutierrez D et al. Digesting the crisis: autophagy and coronaviruses. Microbial Cell 2020; 7: 119–128

Eisenberg T et al. Induction of autophagy by spermidine promotes longevity. Nat Cell Biol 2009; 11: 1305–14

Pekar T et al. Spermidine in dementia. Relation to age and memory performance. Wien Klin Wochenschr 2020; 132: 42–46

Pekar T et al. The positive effect of spermidine in older adults suffering from dementia. First results of a 3 months trial. Wien Klin Wochenschr 2021; 133: 484–491

Sigrist SJ et al. Spermidine-triggered autophagy ameliorates memory during aging. Autophagy. 2014; 1: 178–9

Spermidin bei Asthma bronchiale

Chhiba KD et al. Prevalence and characterization of asthma in hospitalized and nonhospitalized patients with COVID-19. J Allergy Clin Immunol 2020; 146: 307–314

Ghisalberti CA et al. Soft TCPTP Agonism-Novel Target to Rescue Airway Epithelial Integrity by Exogenous Spermidine. Front Pharmacol 2016; 7: 147

Holgate ST. The sentinel role of the airway epithelium in asthma pathogenesis. Immunol Rev 2011; 242: 205–219

Jain V et al. Reduction in polyamine catabolism leads to spermine-mediated airway epithelial injury and induces asthma features. Allergy 2018; 73: 2033–2045

Jain V. Role of Polyamines in Asthma Pathophysio logy. Med Sci 2018; 6: 4

Klimek L et al. Use of biologicals in allergic and type-2 inflammatory diseases during the current COVID-19 pandemic: Position paper. Allergol Select. 2020; 4: 53–68

Kurosawa M et al. Elevated levels of peripheral-blood, naturally occurring aliphatic polyamines in bronchial asthmatic patients with active symptoms. Allergy 1992; 47: 638–643

Michael J et al. Microglia depletion diminishes key elements of the leukotriene pathway in the brain of

Alzheimer's Disease mice. Acta Neuropathol Commun 2020; 8: 129

Morais-Almeida M et al. Asthma and the Coronavirus Disease 2019 Pandemic: A Literature Review. Int Arch Allergy Immunol 2020; 181: 680–688

Renner A et al. COVID-19 in a severe eosinophilic asthmatic receiving benralizumab – a case study. J Asthma 2020; 18: 1–3

Vultaggio A et al. Considerations on biologicals for patients with allergic disease in times of the COVID-19 pandemic: An EAACI statement. Allergy 2020; 75: 2764–2774

Zhu Z et al. Association of asthma and its genetic predisposition with the risk of severe COVID-19. J Allergy Clin Immunol. 2020; 146: 327–329

Schutz vor Hautalterung

Bertuccelli G et al. Effect of a quality-controlled fermented nutraceutical on skin aging markers: An antioxidant-control, double-blind study. Exp Ther Med. 2016; 11: 909–9

Brody S et al. A randomized controlled trial of high dose ascorbic acid for reduction of blood pressure, cortisol, and subjective responses to psychological stress. Psychopharmacology 2002; 159: 319–24

Dunn PM. James Lind (1716–94) of Edinburgh and the treatment of scurvy. Arch Dis Child Fetal Neonatal Ed. 1997; 76 (1)

Eckhart L et a. Autophagic Control of Skin Aging. Front Cell Dev Biol 2019; 7:143

Eckhart L, Zeeuwen PLJM: The skin barrier: Epidermis vs environment. Exp Dermatol 2018; 27:805–806

Eisenberg T et al. Induction of autophagy by spermidine promotes longevity. Nat Cell Biol 2009; 11: 1305–1314

Farage MA et al. Characteristics of the Aging Skin. Adv Wound Care 2013; 2: 5–10

Fritsch P, Schwarz T. Morphologie und Physiologie der Altershaut, In: Fritsch P & Schwarz T, Dermatologie und Venerologie. Berlin: Springer. 2018; 3. Auflage, 1009–17

Geng L et al. Chemical screen identifies a geroprotective role of quercetin in premature aging. Protein Cell. 2019;10: 417–435

Gruber F et al. Cell aging and cellular senescence in skin aging – Recent advances in fibroblast and keratinocyte biology. Exp Gerontol 2020: 130: 110780

Guinot C et al. Relative contribution of intrinsic vs extrinsic factors to skin aging as determined by a validated skin age score. Arch Dermatol 2002; 138: 1454–1460

Hagel A et al. Intravenous infusion of ascorbic acid decreases serum histamine concentrations in patients with allergic and non-allergic diseases. Naunyn Schmiedebergs Arch Pharmacol Actions. 2013; 386: 789–93

Hagel AF et al. Plasma concentrations of ascorbic acid in a cross section of the German population. J Int Med Res. 2018; 46: 168–174

Halliwell B. The antioxidant paradox. Lancet. 2000; 355: 1179–80

Kohl E et al. Skin ageing. J Eur Acad Dermatol Venereol. 2011; 25: 873–84

Kosmadaki MG, Gilchrest BA. The role of telomeres in skin aging/photoaging. Micron. 2004; 35: 155–9

Krutmann J et al. The skin aging exposome. J Dermatol Sci 2017; 85: 152–161

Lopez-Otin C et al. Metabolic Control of Longevity. Cell 2016; 166: 802–821

Lopez-Otin C et al. The hallmarks of aging. Cell 2013; 153: 1194–1217.

Madeo F. Spermidine in health and disease. Science 2018; 359

Padayatty SJ, Levine M. Vitamin C: the known and the unknown and Goldilocks. Oral Dis. 2016; 22: 463–9

Pullar JM et al. The Roles of Vitamin C in Skin Health. Nutrients 2017; 9: 866

Rubinsztein DC et al. Autophagy and aging. Cell 2011; 146: 682–695

Trautinger F. Ästhetische Dermatologie, In: Fritsch P & Schwarz T, Dermatologie und Venerologie. Berlin: Springer. 2018; 3. Auflage, 976–8

Trautinger F. Mechanisms of photodamage of the skin and its functional consequences for skin ageing. Clin Exp Dermatol 2001; 26: 573–7

Valbuena Perez, JV et al. Altered glucocorticoid metabolism represents a feature of macrophaging. Aging cell 2020; 19, 6

Voorhees JJ. Clinical effects of long-term therapy with topical tretinoin and cellular mode of action. J Int Med Res 1990; 18 Suppl 3: 26C–28

Yaar M, Gilchrest BA. Photoageing: mechanism, prevention and therapy. Br J Dermatol 2007; 157: 874–87

Zhang S, Dua E. Fighting against Skin Aging. The Way from Bench to Bedside. Cell Transplant 2018; 27: 729–738

Gesund älter werden und fit bleiben

Biosse-Duplan M et al. Histamine promotes osteoclastogenesis through the differential expression of histamine receptors on osteoclasts and osteoblasts. Am J Pathol. 2009; 174: 1426–34

Chen D et al. Cellular Mechanisms of Melatonin: Insight from Neurodegenerative Diseases. Biomolecules 2020; 10: E1158

Dar HY et al. Lactobacillus acidophilus inhibits bone loss and increases bone heterogeneity in osteoporotic mice via modulating Treg-Th17 cell balance. Bone Rep. 2018; 8: 46–56

Diesner SC et al. Mechanisms and risk factors for type 1 food allergies: the role of gastric digestion. Wien Med Wochenschr. 2012; 162: 513–8

Eder R et al. Resveratrolgehalte von Trauben und Rotweinen in Abhängigkeit vom Lesejahrgang und Lesetermin. Mitt. Klosterneuburg 2001; 51: 64–78

Flak W et al. Beitrag zur näheren Charakterisierung von Rotweinen aus dem Weinbaugebiet Mittelburgenland, Teil 1: »Blaufränkisch« und »Zweigelt«. Mitt. Klosterneuburg 2006; 56: 129–139

Flak W et al. Charakterisierung von Leitweinen der Sorte »St. Laurent« aus dem Weinbaugebiet Thermenregion. Mitt. Klosterneuburg 2009; 59: 144–151

Flak W et al. Qualitätsbestimmende Faktoren und Kostprofile von burgenländischen Rotweinen. Teil 1: »Blaufränkisch und »Zweigelt«. Mitt. Klosterneuburg 2009; 59: 90–105

Föger-Samwald U et al. Osteoporosis: Pathophysiology and therapeutic options. EXCLI J. 2020; 19: 1017–1037

Hossain MF et al. Melatonin in Alzheimer's Disease: A Latent Endogenous Regulator of Neurogenesis to Mitigate Alzheimer's Neuropathology. Neurobiol. 2019; 56: 8255–8276

Hubbard BP et al.: Evidence for a Common Mechanism of SIRT1 Regulation by Allosteric Activators. Science 213; 339: 1216–1219

Hunt A et al. Vitamin B_{12} deficiency. BMJ 2014 Sept 4; 349: g5226

Jones F. Mit Rotwein gegen Herzinfarkt. Köln: vgs-Verlagsges., 1996

Karasek M. Melatonin, human aging, and age-related diseases. Exp Gerontol. 2004; 39: 1723–9

Kinjo M et al. Anti-histamine Therapy and Bone Mineral Density: Analysis in a Population-Based U.S. Sample. Am J Med. 2008; 121: 1085–1091

Li T et al. Melatonin: Another avenue for treating osteoporosis? J Pineal Res. 2019; 66 (2): e12548

Makunts T et al. Proton-pump inhibitor use is associated with a broad spectrum of neurological adverse events including impaired hearing, vision, and memory. Sci Rep. 2019; 9: 17280

Pavlousek P, Kumsta A. Health beneficial substances in Moravien red wines. Proc. XXX World Congress of Vine and Wine – Budapest: OIV, 2007

Shneider A et al. Can melatonin reduce the severity of COVID-19 pandemic? Int Rev Immunol. 2020; 39: 153–162

Sinclair DA, Guarente L. Schlüssel zur Langlebigkeit. Spektrum der Wissenschaft Oktober 2006: 34–41

Sirufo MM et al. Does Allergy Break Bones? Osteoporosis and Its Connection to Allergy. Int J Mol Sci. 2020; 21:712

Takaoka M.1939: Resveratrol, a New Phenolic Compound from Veratrum grandiflorum. Journal Chemocal Society Japan 1939; 60: 1090–1100

Vangala C et al. Proton Pump Inhibitors, Histamine-2 Receptor Antagonists, and Hip Fracture Risk among Patients on Hemodialysis. Clin J Am Soc Nephrol. 2018, 13: 1534–1541

Xie Y et al. Risk of death among users of Proton Pump Inhibitors: a longitudinal observational cohort study of United States veterans. BMJ Open. 2017; 7: e015735

Xu L et al. Melatonin Suppresses Estrogen Deficiency-Induced Osteoporosis and Promotes Osteoblastogenesis by Inactivating the NLRP3 Inflammasome. Calcif Tissue Int. 2018; 103: 400–410

Zhou Y et al. A network medicine approach to investigation and population-based validation of disease manifestations and drug repurposing for COVID-19. PLoS Biol Actions 2020; 18 (11): e3000970

Spermidinreiche Kost und geistige Fitness

Pekar T et al. Spermidine in dementia. Relation to age and memory performance. Wien Klin Wochenschr 2020; 132: 42–46

Pekar T et al. The positive effect of spermidine in older adults suffering from dementia. First results of a 3 months trial. Wien Klin Wochenschr 2021; 133: 484–491

Körperliche Fitness im höheren Alter

Dirks ML et al. One Week of Bed Rest Leads to Substantial Muscle Atrophy and Induces Whole-Body Insulin Resistance in the Absence of Skeletal Muscle Lipid Accumulation. American Diabetes Association 2016; 65: 2862–2875

Goodwin RD. Association between physical activity and mental disorders among adults in the United States. Prev Med. 2003; 36: 698–703

Hilbert-Walter A et al. Testosteron im Alter – ein Update. Dtsch Med Wochenschr. 2012; 137: 2110–2122

Hughes DC et al. Adaptations to Endurance and Strength Training. Cold Spring Harbor perspectives in medicine 2018; 8: a029769

Idorn M, Thor Straten P. Exercise and cancer: from »healthy« to »therapeutic«? Cancer immunology, immunotherapy 2017; CII, 66: 667–671

Jansenberger H. Sturzprävention. Stuttgart: Thieme; 2011

Janssen WGM et al. Determinants of the Sit-to-Stand Movement: A Review. Physical Therapy 2002; 82: 866–879

Martone AM. Exercise and Protein Intake: A Synergistic Approach against Sarcopenia. BioMed research international 2017; 2672435

Mayer F et al. The intensity and effects of strength training in the elderly. Deutsches Arzteblatt international 2011; 108: 359–364

Moctezuma-Velázquez C et al. Association between Low Testosterone Levels and Sarcopenia in Cirrhosis: A Cross-sectional Study. Ann Hepatol. 2018; 17: 615–623

Morici G et al. Endurance training: is it bad for you? Breathe (Sheff). 2016; 2: 140–7

Rantanen T et al. Muscle strength before and mortality after a bone fracture in older people. Scandinavian Journal of Medicine & Science in Sports 2002; 12

Ring-Dimitriou S, Jungreitmayr S. Methode zur Erfassung der gesundheitsfördernden Wirkung des Bewegungsprogramms von »meinZentrAAL«. In Trukeschitz B, Schneider C, Ring-Dimitriou S (Hrsg.). Erkenntnisse der AAL-Forschung. Smartes Betreutes Wohnen. Nutzung, Systemakzeptanz und Wirkungen von »meinZentrAAl«. Norderstedt: BoD Book on Demand; 2018

Ross N et al. Obesity, fitness, and brain integrity in adolescence. Appetite 2015; 93: 44–50

Rugbeer N et al. The effect of group exercise frequency on health related quality of life in institutionalized elderly. Pan Afr Med J. 2017; 26: 35

Saad F et al. Testosterone Deficiency and Testosterone Treatment in Older Men. Gerontology 2017; 63: 144–156

van Vliet S et al. The Skeletal Muscle Anabolic Response to Plant- versus Animal-Based Protein Consumption. J Nutr. 2015; 145: 1981–91

Volkert D. Die Rolle der Ernährung zur Prävention von Sarkopenie und Frailty. Schweizer Zeitschrift für Ernährungsmedizin 2009; 4: 25–30

Whiteman AS et al. Entorhinal volume, aerobic fitness, and recognition memory in healthy young adults: A voxel-based morphometry study. Neuroimage. 2016; 126: 229–38

Stichwortverzeichnis

Empfehlungen des Herausgebers und Autors Univ. Prof. Reinhart Jarisch

Im Folgenden finden Sie weiterführende Empfehlungen

Bezugsquellen und weiterführende Informationen

Produkte wie steirische Kürbiskerne oder Käferbohnen der Marke Steirerkraft finden Sie auf der Firmenwebsite www.steirerkraft.com. Dort steht Ihnen auch kostenfrei eine größere Auswahl spermidinreicher Rezepte zur Verfügung.

Weitere Informationen über die sieben »Gepflegt-Wohnen«-Häusern in der Steiermark finden Sie auf der Website www.gepflegt-wohnen.at. In diesen Pflegeheimen »der neuen Art« wird die Vision einer menschenwürdigen Qualität durch eine fachlich hochstehende Pflege und bestens ausgebildete Spezialist*innen gelebt.

Bibliografische Information der Deutschen Nationalbibliothek
Die Deutsche Nationalbibliothek verzeichnet diese Publikation in der Deutschen Nationalbibliografie; detaillierte bibliografische Daten sind im Internet über http://dnb.d-nb.de abrufbar.

Programmplanung: Uta Spieldiener
Projektmanagement: Annalena Müller
Redaktion: Anne Bleick
Bildredaktion: Christoph Frick

Umschlaggestaltung: © Thieme
Layout: CYCLUS · Visuelle Kommunikation, Stuttgart

Bildnachweis:
Umschlagmotiv und Bild S. 3: © Thieme unter Verwendung von: Erbsen: © Sea Wave/stock.adobe.com, Weizen: © sommai/stock. adobe.com, Cheddar: © Africa Studio/stock.adobe.com
Fotos im Innenteil: S. 48: © Imaginis/stock.adobe.com
Rezeptfotos: Estyria Naturprodukte GmbH
People-Fotos: © H. Münch/Thieme
Grafiken im Innenteil: Christine Lackner, Ittlingen
Die abgebildeten Personen haben in keiner Weise etwas mit dem Thema zu tun.

Rezepte: Estyria Naturprodukte GmbH

1. Auflage 2022

TRIAS Verlag in Georg Thieme Verlag KG
Rüdigerstraße 14, 70469 Stuttgart, Germany
www.trias-verlag.de

Printed in Germany

Satz und Repro: Fotosatz Buck, Kumhausen
Druck: AZ Druck und Datentechnik, Kempten

Gedruckt auf chlorfrei gebleichtem Papier

ISBN 978-3-432-11455-2 2 3 4 5 6

Auch erhältlich als E-Book:
eISBN (ePub) 978-3-432-11456-9

Energiegeladen & **selbstbewusst**

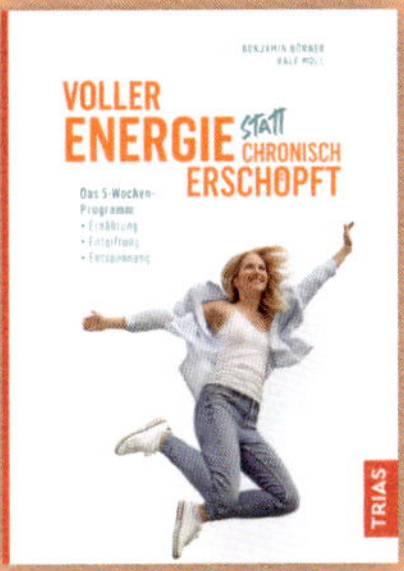

Benjamin Börner/Ralf Moll
Voller Energie statt chronisch erschöpft

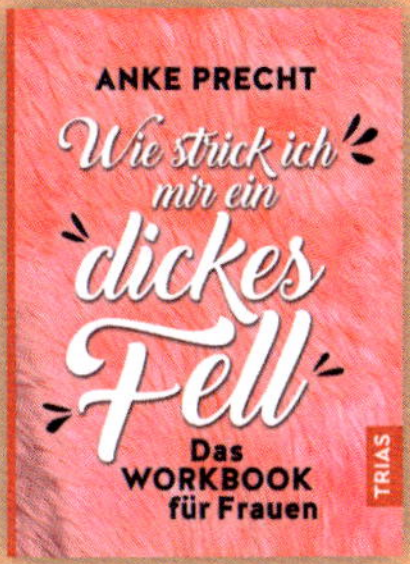

Anke Precht
Wie strick ich mir ein dickes Fell

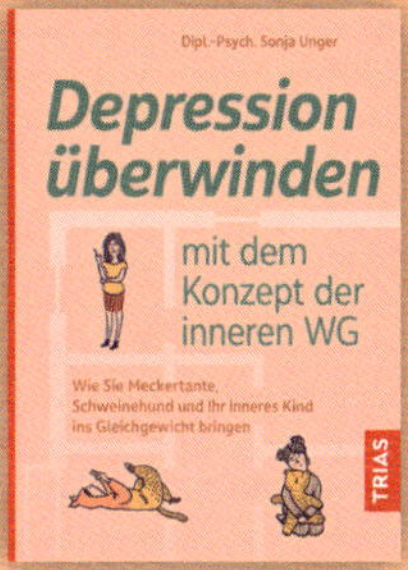

Sonja Unger
Depression überwinden mit dem Konzept der inneren WG

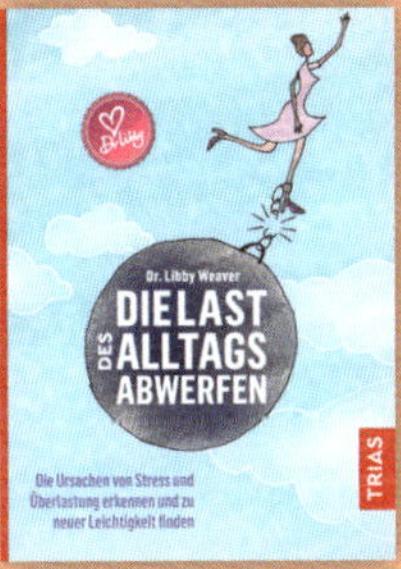

Libby Weaver
Die Last des Alltags abwerfen

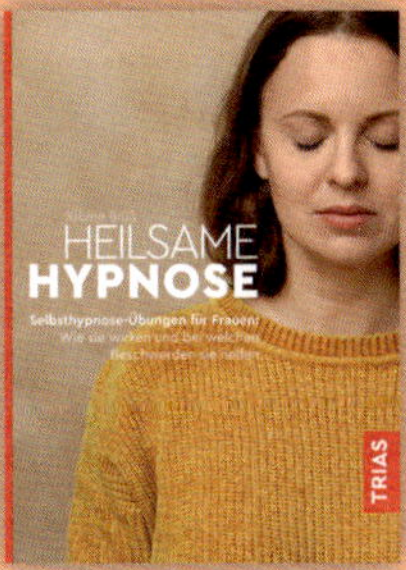

Sabine Brüß
Heilsame Hypnose

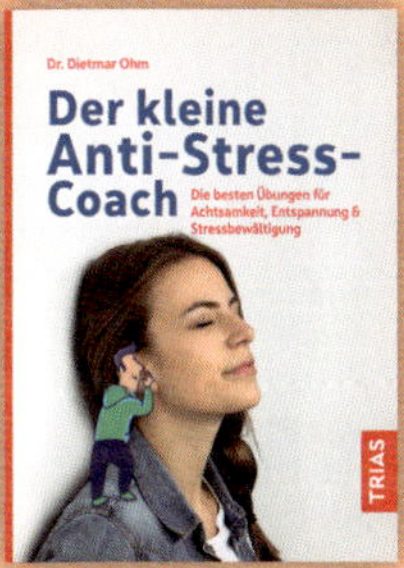

Dietmar Ohm
Der kleine Anti-Stress-Coach

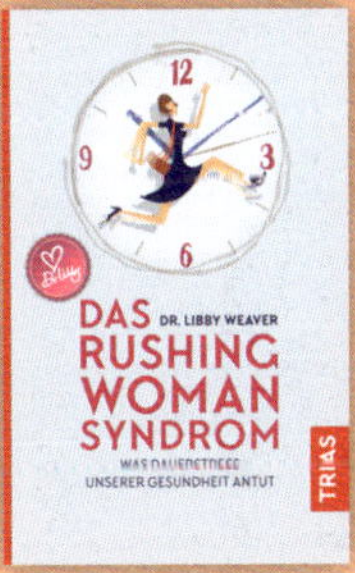

Libby Weaver
Das Rushing Woman Syndrom

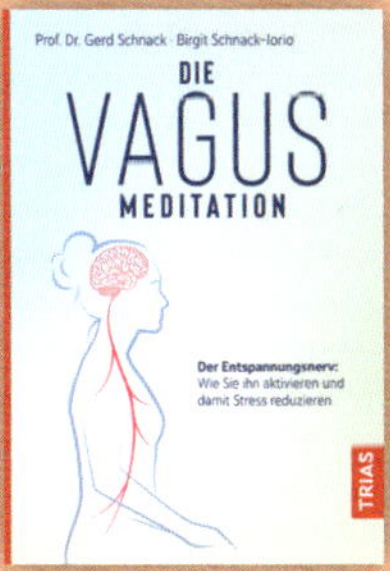

Gerd Schnack/
Birgit Schnack-Iorio
Die Vagus-Meditation

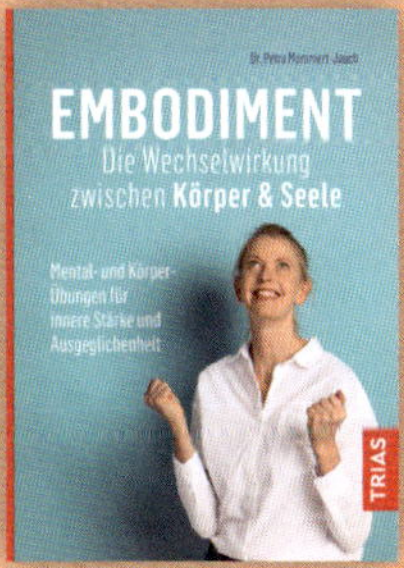

Petra Mommert-Jauch
Embodiment

Auch erhältlich als E-Book!

Mehr Bücher finden Sie hier:
www.trias-verlag.de